はじめに

　2008年３月に市立伊勢総合病院を退職し、同年４月より当時の松阪市民病院、小倉嘉文院長（現名誉院長）からの要請を受け、松阪市民病院に勤務させていただき12年が経過しました。当時の松阪市民病院の経営状況はどん底状態にあり、言うなれば「崖っぷち自治体病院」でした。しかし、全職員が危機意識を持ち、DPC/PDPS の導入を契機に意識改革とチーム医療により、大幅な経営改善を達成することができました。当院での取り組み方について、依頼があれば全国の病院にて解説し、講演させていただいております。講演会の回数は、主なものだけで2019年10月に300回になりました。

　そこで今回、これまでに出版してきた拙著『DPC/PDPS 導入を契機にした自治体病院の経営改善』（2011年．株式会社日本医学出版）、『ジョン・P・コッターの８つの変革ステップからみた松阪市民病院経営改善の検証』（2014年．株式会社日本医学出版）の内容を見直し、各病院での講演会では時間の関係で十分に説明できなかった内容を、より詳細にまとめてみました。

　医療情勢は年々厳しくなっていますが、経営状態不良の原因を単に医師不足と診療報酬制度のせいにするのは間違っているように感じています。現状のまま、コストをかけなくても、発想の転換だけで経営状況は大きく変貌します。DPC/PDPS が導入されてから15年以上が経過しているにもかかわらず、いまだに昔式のやり方、考え方のままで病院を運営している病院が多くみられます。これでは現在の医療環境の中では通用しません。絶えず最新の医療情勢、国の医療に対する考え方、方向性を早くキャッチし、取り組んでいくことが重要です。

　医療の基本は患者・家族に最良・安全な医療を提供することであり、良質な医療を提供するためにも病院経営が安定している必要があります。病院は一般の企業と異なり、自分たちで価格設定はできませんが、赤字状態では良質の医療を提供することはできません。このことを全職員が認識する必要があります。全職員が絶えず勉強し、努力し、汗をかけば、最終的に良い結果が得られるように診療報酬制度は作られています。DPC/PDPS と診療報酬制度を正しく理解し、実践し、継続していくことが基本です。

　本書は、松阪市民病院での12年間の取り組みについて、2019年10月より産労総合研究所『病院羅針盤』にて１年間連載した記事をもとに加筆・修正し（特に図表を大幅に追加）、全国の病院での講演会後の懇親会でお話ししている雑談内容も「ちょっと一息、コーヒーブレ

イク」として加え、まとめました。DPC を導入していない出来高算定の病院でも参考になると思います。病院経営の専門である大学の先生や、医療専門のコンサルタントの方々が執筆したものとは異なりますが、現場での生々しい内容であり、その気になれば来週からでもやれることもあると思います。

　本書は専門的な内容ではありませんので、医療現場にはじめて勤務する医師、看護師、その他のコメディカル職員、診療情報管理士、医師事務作業補助者の勉強会でも活用できると思います。皆様方の病院で少しでも参考になればうれしい限りです。

　なお、診療報酬における点数は、2020年時点のものであることを、お含みおきください。

　　2021年1月

　　　　　　　　　　　　松阪市民病院 総合企画室 副室長　　世古口　務

目　　次

第4章　経営改善の具体的取り組み（2）
～診療報酬制度の正しい理解と実践～

第5章　「落ち穂拾い作戦」はやわかり講座の紹介

第6章　「病院経営戦略セミナー」の紹介

第7章　「病院機能向上委員会」の紹介

ちょっと一息、コーヒーブレイク

第1章
各地の病院での講演会の軌跡

講演回数の推移

2009年2月の三重県病院協会にて、DPC導入後の松阪市民病院の取り組みを報告して以来、2019年10月の東京での原価計算アンケート報告会で公演回数300回を数えました（後に述べるメディカル・データ・ビジョン社（以下、MDV社）主催の「病院経営戦略セミナー」、「原価計算セミナー」、松阪市民病院主催の「落ち穂拾い作戦はやわかり講座」での基調講演は含んでいません）（図1-1）。診療報酬改定の年は多少、少ない傾向にありますが、年間約40回、北は北海道から南は沖縄県まで各地の病院にお邪魔して全職員を対象とした講演会を実施しています。2020年3月からは新型コロナウイルス感染の影響により講演会は自粛しています。2020年度からは「Zoom」でのWeb講演会、セミナー、研修会が主になると思います。新型コロナウイルス感染のおかげで、このようなWebを使った講演会、研修会が普及し、時間を有効に活用でき、遠隔地の方々にも経営改善に向けた取り組み方を発信できるようになりました。

各地の病院での講演会を組織形態別に振り返ると、市民病院、県立病院等の公立病院での講演が約70%と大部分を占めているのが特徴です（図1-2）。病院の規模別では、500床以上の大病院よりも、200～499床の病院での講演が約70%を占めています（図1-3）。私自身が大病院に勤務し経営改善の経験がないため（以前勤務していた市立伊勢総合病院は当時419床）、中規模の松阪市民病院での取り組み方が大病院で通用するかどうか自信がないからです。

講演会回数増加の理由

なぜ、これほど全国各地の病院からの講演依頼が増加してきたのでしょうか。やっと自治

第1章　各地の病院での講演会の軌跡　　　7

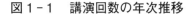

図1-1　講演回数の年次推移　「経営戦略セミナー」、「原価計算セミナー」、「落ち穂拾いはやわかり講座」にての講演は含まず（昨年は21回）

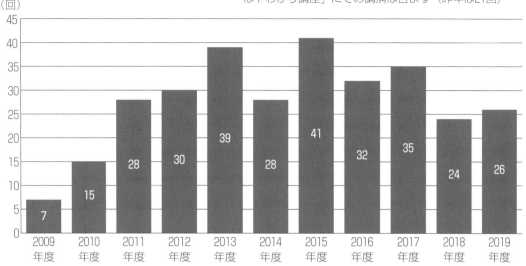

図1-2　開設母体別の病院内での講演会の割合

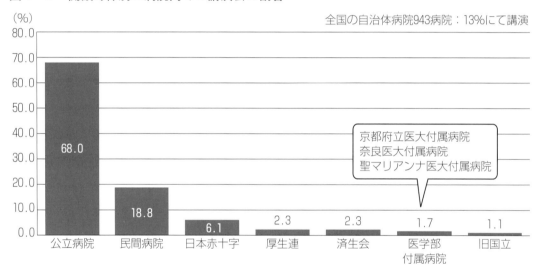

体病院も近年の医療情勢の厳しさから危機感を持ち、経営改善の必要性を認識し、昔式の出来高制の時代の病院経営手法ではやっていけないことに気づき始めたのだと思います。少し遅いようにも思いますが、まだまだ気づいていない自治体病院も多いのが現状です。

　これまで経営状況の良かった病院が焦り出したことも最近の傾向です。これを裏付けるように、大学病院本院やDPC特定病院群病院（旧Ⅱ群病院）、大規模病院からの講演依頼が増えています。これらの大規模病院に共通しているのは、DPCの機能評価係数だけを問題にしており、個々の患者に最良の医療を提供しているかどうか細かくチェックがなされていないという点と、もう1つは「病院は医師、看護師、薬剤師がいればやっていける」という

図1-3　講演会実施病院の病床規模

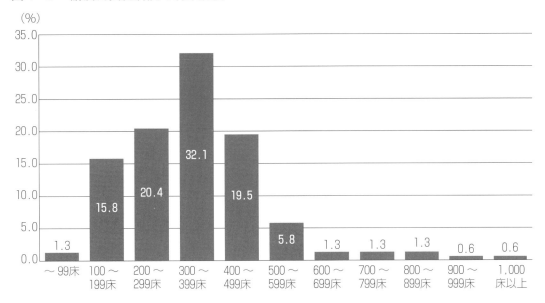

古い考え方の上層部がいる点です。

　いまや「医療の質」を担保するためにも、コメディカル職員の重要性を認識せずに病院経営は成り立ちません。各病院での講演会で話している内容は、医師不足の中規模の松阪市民病院での経験に基づいた内容ですので、地方の病院でも、規模の小さい病院でも、DPC/PDPSを導入していない病院でも、コストをかけることなく全職員の意識改革を実践すれば、短期間で「医療の質」が向上し経営改善につながります。そのことが各病院で実証されてきたため、近年、講演依頼が増加してきたのでしょう。プライドを捨て、松阪市民病院と同様の取り組みをしていただければ、大きく経営改善が達成できると思います。

　医療専門のコンサルタントの話はいくら内容がすばらしくても、規模の大きな病院、医師をはじめ医療スタッフが大勢いる病院でしか実現できない場合が多く、実際には取り組みが困難なものです。この点が松阪市民病院での取り組みと大きく異なります。コンサルティング会社と契約する場合には、どこの大赤字の病院（潰れかけの病院、身売り直前の病院）を経営再建し黒字にしたのか、実例を尋ねることをお勧めします。そのような実績のあるコンサルティング会社であれば、契約して力を借りる価値はあるように思います。

病院訪問で感じたこと「経営状況の悪い病院の特徴」

　経営状況の良い病院はいろいろなケースがありますが、経営状況の悪い病院には、ある共通点があることがわかりました。とりもなおさず、13年前の松阪市民病院の状況と同じであ

り、次のような点です。

①経営状況が悪いのは、「医師不足と診療報酬制度によるもので、病院に勤務する職員に責任がない」と考え、努力する前に諦めています。病院長も病院職員も、規模の大小、医師不足に関係なく（極端に減少した場合は別ですが）、現在の医療情勢を正しく判断し、診療報酬制度とDPCを理解し実践すれば、病院の経営状況は大きく好転することを認識する必要があります。

②「病院経営は理事長、院長、事務長だけが考えるもので、一般の職員が考える必要はない」という考え方が病院内に蔓延しています。理事長、院長が医療の現状を正しく把握していない場合は最悪の状況となります。意外と、いまだに「昭和」の時代の、出来高制時代のままの考え方で病院運営を行っている病院がみられます。

③「医師、看護師が経営（お金）を考えるものではない」という古い考え方の医師、看護師が多いことも特徴です。経営状況の悪い病院では、良質の医療が提供できないことを認識していません。

④病院に勤務している職員が自分たちの部署のことだけを考え、助け合うという真のチーム医療の意識がない病院も多くみられます。「自分たちは一生懸命に働いているのに、他が働いてくれない」という意識、これは特に看護部に多くみられるように感じます。

⑤知恵を出さない、努力をしない、勉強をしない、汗をかかない職員が多いようです。何か新しい取り組みをやろうとしてもやれない理由ばかりを挙げます。逆に経営状態の良い病院は、全職員が絶えずいろいろな知恵を出し、努力をし、勉強をし、汗をかいています。
これは一般企業の経営再建を達成する場合も共通する考え方のようです。

　逆に、①から⑤までの項目を是正すれば、病院内の意識改革が実現でき、病院経営も改善されると思います。事実、松阪市民病院では、少しずつ全職員がこれらを実践しています。いくら優秀な職員がいても、1人で病院の経営を改善することは無理かもしれませんが、全職員の力を結集し意識改革が実現できれば病院は大きく変貌します。医師不足の病院でも、地方の病院でも、規模の小さい病院でも、現在の診療報酬制度とDPCを正しく理解して実践し継続すれば「医療の質」が向上し、患者・家族から感謝され、最終的に経営が改善されることを認識すべきと思います。

４　「医療の質」と「経営の質」の相関関係

　各地の病院を訪問して私なりに感じたことがあります。「医療の質」が悪い病院（病院として患者に対してやるべきことをやっていない病院）は、「経営の質」も悪い（赤字病院）。この逆も成り立つでしょう。すなわち、「経営の質」が悪い病院は「医療の質」も悪い。

また、「医療の質」が良い病院は「経営の質」も良い。この逆も成り立つと思います。すなわち、「経営の質」が良い病院は「医療の質」も良い。

　つまり、「医療の質」が悪い病院で、「経営の質」が良い病院は存在しません。**また、「医療の質」が真に良い病院で、「経営の質」が悪い病院（赤字病院）も存在しません。**もしも、このような病院が存在するのであれば、そのとき初めて「診療報酬制度が悪い」と言えるのではないでしょうか。「現在の診療報酬制度とDPCを正しく理解し遵守して、真の『良質の医療』を提供している病院が、病院経営で苦戦するはずがない」というのが私の持論です。

　しかしながら、どのような組織形態の病院でも、実際には大部分の病院が苦戦している現状があります。どうしてこのような結果となっているのでしょうか。

　それは、「自院では良質な医療、最高の医療を提供している」と、それぞれの病院職員が勝手に思っているだけで、他の病院と比較・検討して自院の現状を客観的に分析していないからではないでしょうか。日本の古い諺に「井の中の蛙、大海を知らず」というものがありますが、まさにこの状況です。

　「良質の医療」とは、医師の技術の差はそれほど大きなものではなく、その他の医療スタッフの医療に対する技量、考え方、取り組みの差であるように思います。病院に勤務する各医療スタッフは、すべてそれぞれの分野のプロです。その一人ひとりがプロとしての誇りとプライドを持って行動しているかどうかが肝心なのです（医師だけがプロではないことを認識する必要があります）。

⑤ なぜ実際には病院経営で苦戦するのか（なぜ経営状況が赤字になるのか）

　病院経営が悪くなる理由として、病院側からよく聞かれるのは次のようなものです。

①規模の小さい病院だから（診療報酬制度が大病院に有利になっているから）

②地方の病院だから（最新の医療情報が手に入りにくい？）

③自治体病院だから（不採算部門を担わなければならない？）

④医師の人数が少ないから

　しかしながら、これらの理由は必ずしも正しいとは考えられません。私は、経営的に苦戦している病院の真の原因は、次のようなものではないかと考えています。

⑤病院の存続に対する危機意識が職員にない（特に自治体病院の職員で顕著）

⑥全職員が効率的な病院運営に対して、知恵を出さない、努力をしない、勉強をしない、汗をかかない（実際には「何から手をつけてよいのかわからない」というのが正しいかもしれない）

⑦全職員が基本的なことを無視している（診療報酬制度とDPCを正しく理解し、実践し、継続していない）

⑧院長、理事長は医学に対しては興味を示すが、現状の医療、病院経営に対しては興味がない（職員に対しては「経営改善」を強調するも、実践的な戦略を提示しない）

⑨病院経営の考え方、取り組み方も「昭和」の時代のまま（新しい今風の考え方が導入されていない）

⑩病院を新築する場合にも、身の丈に応じた病院にしていない（具体的には土地代金は別にして、これまでは建物、医療機器で年間の医業収益内で建設することが常識でしたが、近年の地震、台風などの自然災害、東京オリンピック、リニア新幹線の工事で人件費、資材費が高騰しており、年間医業収益の120〜150％でないと経営的に問題となる）

　⑤、⑥、⑦、⑧、⑨、⑩を是正すれば、病院経営は大きく改善されると思います。経営的に苦戦している病院で、思い当たる点があるのではないでしょうか。

ちょっと一息、コーヒーブレイク①

講演会参加者係数とは？

　各地の病院からの依頼を受けて、北海道から沖縄県まで全国の病院で講演会を実施していますが、当日の講演会に参加した職員数より、私独自に「講演会参加者係数」を求め、講演会後、経営改善の効果を予測しています。「**講演会参加者係数（％）＝講演会参加人数÷病院勤務する全職員数×100**」で、この数値が25％より大きい病院では、これまでの経験から講演会後に大きく経営が改善しています。逆にこの数値が20％以下の病院は、残念ながら経営改善に至っていません。おそらく、病院全職員の経営に対する意識の差が表れるのでしょう。

　講演会後、参加者にアンケート調査も実施していますが、どの病院においても「目から鱗が落ちた」、「もう少し早く今日の話を聞いておけばよかった」というものばかりでした。病院職員の誰もが経営を改善したいという気持ちがあるにもかかわらず、「何から手をつけていいのかわからない」というのが現状と思われます。それが、講演会で医師不足の病院でもできることがいろいろあるという説明を受けたことで、もともと持っていたやる気を高められたのではないでしょうか。実際に、やれるところから直ちに実践し、地道にコツコツやって継続し、取り組みの範囲を広げていくことが成功への最も近道であると考えています。これまでの経験から講演会後、6カ月経過して何らかの経営改善の効果がみられなければ、何年かかっても経営改善には至らないと思います。

ちょっと一息、コーヒーブレイク②

真の接遇教育の重要性

　現在、北海道から沖縄県まで病院経営改善についての講演依頼があれば、時間の許す限り、当日の予定表を連絡して、各病院におうかがいしています。これまで約150の病院にお邪魔しましたが、その中で最も感激したのは最寄りの駅まで、あるいは宿泊のホテルまで事務部長自らがお迎えに来てくださったことです。このような病院は、職員に対する接遇教育が素晴らしいものと思います。

　次に感激するのは、事務職員の方が駅、空港まで迎えに来てくださるため、車の中で経営改善に対する具体的な話ができるので時間が有効に使えることです。

少しがっかりしたのはタクシー券だけを送ってくれた病院、最もがっかりしたのはバスの時刻表だけを送ってくれた病院です。

　最悪は、病院に到着しても、自ら総合案内所に出向き、名刺を渡して来院の理由をお話しし、担当者がロビーに来られるまで10〜15分待ったことでしょうか。このような経験から、病院に戻ると事務方にも訪問した病院の状況を報告し、自院の接遇教育の参考にしています。

　いろいろな病院から見学・視察にお越しいただいていますが、到着される15〜20分前から、事務部長と事務方職員が正面玄関でお待ちし、お迎えをしています。遠路はるばる三重県松阪市までお越しいただくことについての感謝の気持ちです。どこの病院でも実施されている専門の接遇会社による接遇教育も必要ですが、それ以上に実践的な心のこもった接遇こそ重要と考えています。現在、家庭でも、学校でも接遇教育がややないがしろにされているのが現状であり、職場で教育していくことが重要です。

第2章

松阪市民病院の概要と
11年連続黒字の状況

1 松阪市民病院の概要

　当院は、三重県の中部に位置する地方公営企業法の一部適用の自治体病院で、一般病床308床、緩和ケア病棟20床、感染病床2床、地域包括ケア病床39床の合計328床（DPC導入、急性期一般入院料1（7対1）、地域医療支援病院、院外処方導入）という病床構成です。松阪市の人口は158,622人（2020年8月15日現在）で、近隣の人口を合わせても25万人ほどです。

　松阪市内には当院のほかにDPCを導入し、地域医療支援病院である厚生連松阪中央総合病院（440床）と済生会松阪総合病院（430床）が当院を中心に半径5km以内に存在し、この3病院で365日の救急輪番体制を維持しています（図2-1）。一次救急は、夜10時までは松

図2-1　松阪市内の医療環境

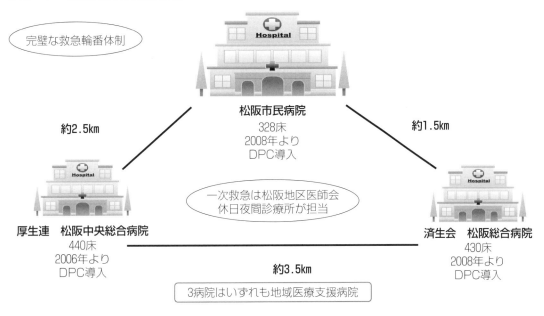

阪市医師会館内での医師会の先生方の協力を仰いでいます。自院の患者であっても夜間・休日の二次救急対応は、原則として救急輪番当番の病院で対応してもらい、可能であれば翌日に自院に転院するという徹底ぶりです。これにより夜間・休日の当直体制は3日に1回でよく、病院として医師をはじめその他の医療職も効率よく配置することが可能です。なおかつ二次救急患者も市内の3病院のどこかで必ず対応する体制のため、地域の人々にも満足いただいています。

　また、隣接した津市久居地区にはやはりDPCを導入し、急性期医療を標榜している国立病院機構・三重中央医療センター（486床）があり、この地域は急性期医療の激戦区となっています。松阪市と同じような地方の都市（当院より狭い医療圏であっても）で、中核となる病院が複数あるにもかかわらず、それぞれの病院で365日、毎日救急医療を実践している病院が存在することには驚かされます。救急医療の基本は自院に勤務する職員のことも考慮しつつ、地域の人々に対して安全・安心な救急医療の場を提供することだと考えます。単に「救急患者の受け入れは病院経営に大きく影響するから365日実施する」という理事長、院長の考え方は間違いではないかと思います（二次医療圏内に中核病院が1つしかない地域では、365日の救急医療の実践もやむを得ないと思いますが）。

2　経営状況の推移

　2008年4月に当院がDPCを導入して以後、経営状況がどのように推移してきたのか振り返ってみたいと思います。

（1）12年前の松阪市民病院の状況

　2008年4月にDPCを導入したころの松坂市民病院の経営状況は、大変ひどいものでした。午前中の外来診察時間中にもかかわらず、外来ロビーに患者はまばらで暗い雰囲気の病院でした（2020年の新型コロナウイルス感染対策で外来患者が減少していた時には、当時の状況を彷彿しました）。

　後に説明するように、医師数は過去最少となり、2007年度は単年度で約10億円の赤字状態で、最悪の経営状況でした。地域の人々からも、地元の医師会からも、大部分の医師を派遣していただいている三重大学医学部附属病院からも見放され、その当時の大学病院の院長からは「松阪市民病院に医師を派遣することは難しい」と言われていました。さらに2008年2月には病院経営状況が不良のために「松阪市民病院あり方検討委員会」が設置され、「公設民営が望ましい」という答申が市長に提出され新聞でも公表されたことから、全職員も「危機意識」を持ったことは疑いようのない事実でした（図2-2）。

図２－２　厳しい病院経営状況の新聞記事（2006年９月）「夕刊三重」より）

専門家が意見

危機脱出に知恵絞る

初のあり方検討会開く

厳しい経営続く市民病院

年内にあと3回開き結論

市民病院の患者減り赤字拡大

医師不足が深刻化

毎年度9億円

監査「繰り入れ増額も必要」

松阪市民病院の2005度事業決算と、それに対する市監査委員の監査意見書が、5日までにまとまった。これによると、昨年度の事業費用約60億円（前年度比7000万円減）に対し、事業収益は約56億4000万円（同約1億2000万円減）。02年度以降、順調に減らしてきた当期純損失が、昨年度は前年度比約5000万円増の約3億6000万円となった。原因は昨年度から急激に深刻化した医師不足にあるといい、監査委員は病院事業への一般会計からの繰り入れ増額について言及している。

市民病院の当期純損失は経営努力により、02年度が約5億7000万円、03年度が約3億7000万円、04年度が約3億1000万円と順調に改善していた。

しかし05年度は、利用患者数が26万5045人（前年度比1万4928人減）。外来患者が延べ16万9987人（同1万2574人減）、入院患者9万5058人（同2354人減）となった。

これは、昨年度から急激に深刻化した医師不足が原因という。05年度初めに44人いた常勤医師が、06年度当初には8人減。精神科がなくなるなどで、受け入れられる患者が減った。

その結果、事業収益は前年度比約1億2000万円減の約56億4000万円。入院、外来収益などの医業収益は前年度比2・1%減の約49億8000万円。他会計補助金や国県補助金などの医業外収益も同2・6%減の約6億3000万円に。

これにより、経営の安全度を示す自己資本構成比率も1・5%（同0・8%減）と低下した。

今回の決算について、市監査委員は「診療報酬のマイナス改定、高齢者の医療費負担の増大などにより、今後の収益環境はさらに悪化することが予想される。赤字解消が困難な経営状況の中、自治体病院としての役割を継続的に果たしていくためには、市民の理解の下、更なる繰り入れ増額も検討される必要がある」など指摘。

一般会計からの病院事業会計への繰り入れは、毎年約9億円だったが、さらに増額する必要性に言及している。

▲2006. 9. 5　夕刊三重

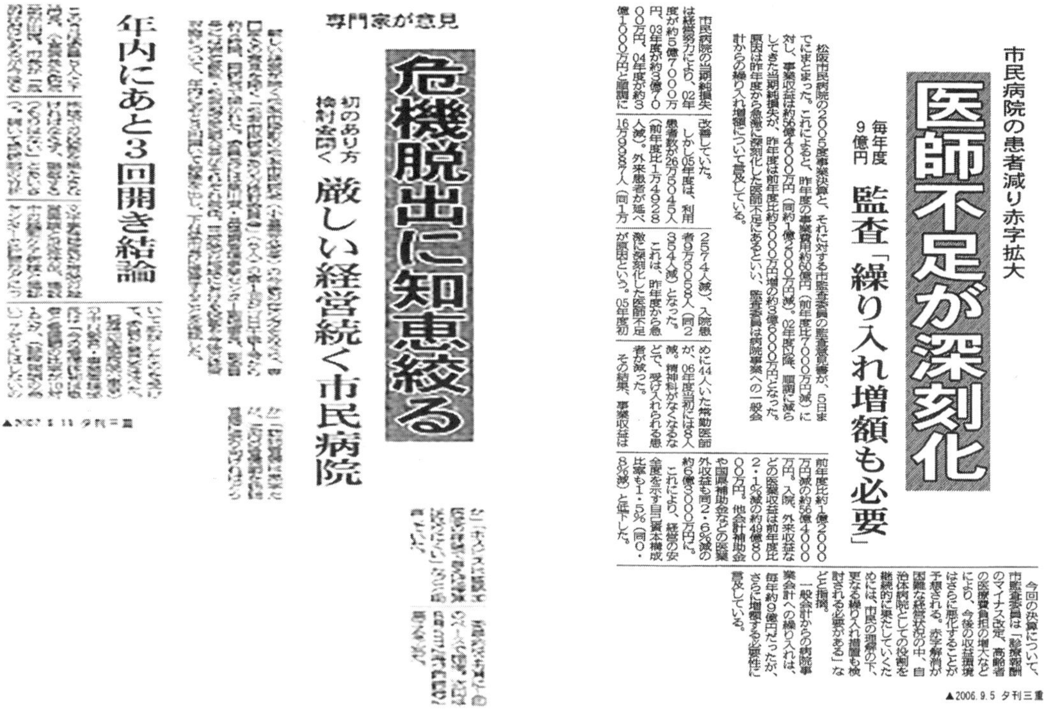

このような状況から全職員の意識改革が始まり、大幅な経営改善が達成され、現在は公設公営、地方公営企業法一部適用の状態で病院運営がなされ、三重大学医学部からも他の近隣の２病院と同様に医師を派遣してもらっています。

（２）年間一時借入金の推移

当院は1992年より2010年まで、毎年、地元の銀行から年間４億5,000万～11億7,000万円の一時借入金があり、この一時借入金なしではボーナスも支払えない状況でした（図２－３）。この当時は借入利息も高く、利息だけでも1992年より総額約２億2,000万円も支払っていました。

これまで２代にわたり、三重大学医学部を定年退職した名誉教授に松阪市民病院院長として着任していただいていました。医学の専門分野ではすばらしい実績のある先生方ではありましたが、地方の病院での経営は厳しく、毎年、赤字状態が継続していました。特に最近の医療情勢では、病院運営においては医学と医療は大きく異なることを認識する必要があります。

松阪市民病院名誉院長である小倉嘉文先生が副院長から院長に就任されたのが、2002年４月のこと。経営的に苦戦されていたところ、高校、大学、医局の同僚という縁から、伊勢市病院事業管理者兼市立伊勢総合病院院長を2008年３月に退職した私に声がかかり、同年４月

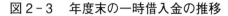

図2-3　年度末の一時借入金の推移

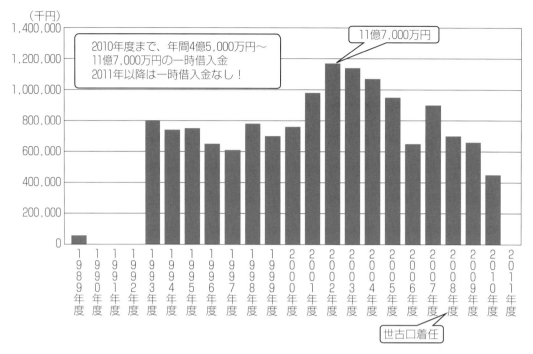

より勤務し、この後で述べるように、医師をはじめ全職員の意識改革とチーム医療により大幅な経営改善が達成でき、2011年以降、一時借入金なしで病院運営が可能となっています。これはひとえに全職員の意識改革と努力、およびその継続の賜物であると思います。

（3）職員数の推移

　図2-4は、2020年4月1日現在の当院に勤務する職員数です。常勤医師数は、最多時は46人が在籍していましたが、2004年4月に施行された新医師臨床研修制度開始の影響を受けて徐々に減少し、DPCを導入した2008年4月には、これまでの最少の33人にまで減少していました。その後、病院経営改善とともに医師数も多少増加傾向にありますが、2020年の時点では44人で、このうち3人が歯科医師です（図2-5）。

　医師の増員が必要なことは十分に理解していますが、現状では非常に厳しい状況です。一般的に経営不振の病院では、その原因を医師不足と考える傾向にありますが、当院での経験から、医師数が減少しても最多時の3分の2程度にとどまっていれば、医師、コメディカル職員を含めた全職員の意識改革とチーム医療を実践することで経営改善は可能だと信じています。逆に、医師数の減少がない病院では、病院経営で苦戦する理由は見当たりません。

　当院の職員数の特徴としては、診療情報管理士、歯科衛生士、医師事務作業補助者が病院の規模からみて少し多いと思います。いまだに「医師と看護師と薬剤師さえ確保しておけば病院経営は成り立つ」という古い考え方の病院が多いのには驚かされます。日本を代表する

図2-4 松阪市民病院職員数（2020年4月1日現在）

	正規職員	嘱託・パート	合　計
医　師	44	8	52
研修医	12	0	12
看護師	300	31	331
准看護師	6	2	8
介護福祉士	8	4	12
アシスタントナース（病棟看護助手）	0	16	16
薬剤師	8	0	8
診療放射線技師	17	0	17
臨床検査技師	21	2	23
理学療法士	16	0	16
作業療法士	9	0	9
言語療法士	4	0	4
歯科技工士	1	0	1
歯科衛生士	9	0	9
管理栄養士	6	2	8
給食調理員	13	6	19
臨床工学技士	10	0	10
メディカルアシスタント	0	32	32
医師事務作業補助者	0	37	37
診療情報管理士	15	9	24
社会福祉士	5	0	5
その他	19	56	76
合　計	525	180	705

（医師44のうち）このうち歯科医が3人

図2-5　医師数の推移（歯科医師を含む）

これまでの最少の医師数で
ＤＰＣ／ＰＤＰＳ導入
（このうち3人は歯科医）

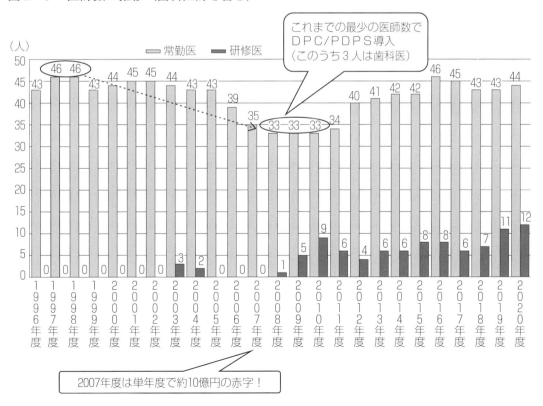

2007年度は単年度で約10億円の赤字！

ような県立中央病院、規模の大きな市立病院でも、当院よりも診療情報管理士、管理栄養士、歯科衛生士、リハビリテーション療法士が少ないところもあります。果たして、コメディカル職員が足りない状況で、「良質の医療」が提供できるのでしょうか。大きな疑問です。

　当院のような医師不足の病院では、医師事務作業補助者の協力は「医療の質」のみならず「経営の質」の向上の点からも大きな要因となっています。2008年度の診療報酬改定では、医師（歯科医師を含む）の指示のもと、診断書などの文書作成の補助業務や電子カルテを含む診療録記載の補助業務などを行う事務職員の雇用に対して「医師事務作業補助体制加算」が設けられました。以後、医師事務作業補助に携わる職員の配置人数により、診療報酬改定の度に点数が増加してきており、国が重要視していることは明白です（図2-6）。

　当院では現在、15対1の医師事務作業補助体制加算を算定しています。病院によっては「医師事務作業補助者の人件費に満たない診療報酬点数であり、経営的に採算が合わない」という理由で増員を考えていないところもあります。しかしながら、当院で医師事務作業補助者を配置したことで、1年間に各診療科で扱う書類件数が10年前に比し10倍以上になっているにもかかわらず（図2-7）、月間の医師の時間外労働は減少し、当然ながら医師に支給される時間外勤務手当も年間で約1,200万円削減されました（図2-8）。医師には医師にしかできない業務に専念してもらうことで、十分に採算がとれると考えています。

　さらに、当院では医師事務作業補助者24人中4人（16.7％）が診療情報管理士の資格を有しています。医師事務作業補助者の中で診療情報管理士の資格を有する職員を配置している病院は極めて少ないですが、当院での診療情報管理士の割合は高く、質の高い医師事務作業補助者の養成を目指しています。医師不足で苦戦している病院こそ、医師事務作業補助者の

図2-6　医師事務作業補助者の配置割合による診療報酬上の点数推移

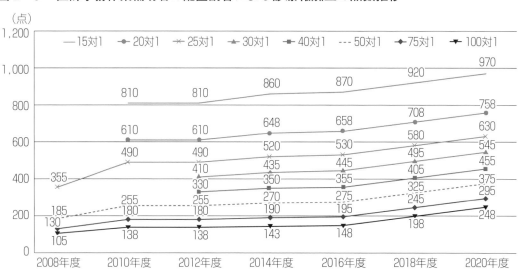

図2-7　年間対応書類枚数の推移

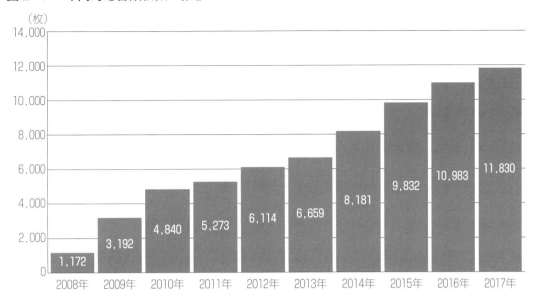

図2-8　医師時間外勤務手当、年間支給金額の推移

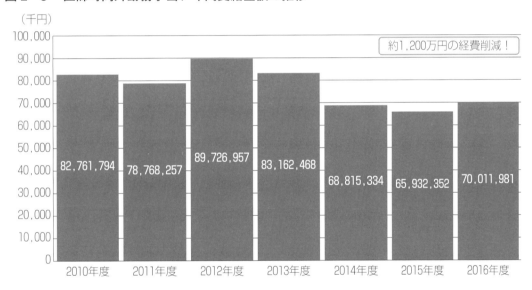

力を借りることをお勧めします。

（4）一般病棟の平均在院日数の推移

　一般病棟における平均在院日数は、DPC を導入する前は20日でしたが、DPC 導入後に徐々に短縮され、特に地域包括ケア病棟を開設した2016年9月以降さらに短くなり、2019年度は13.8日になっています（図2-9）。現在、急性期一般入院料1（7対1）を算定している病院の平均在院日数は12.8日と言われています。診療報酬制度の短期滞在手術等基本料3

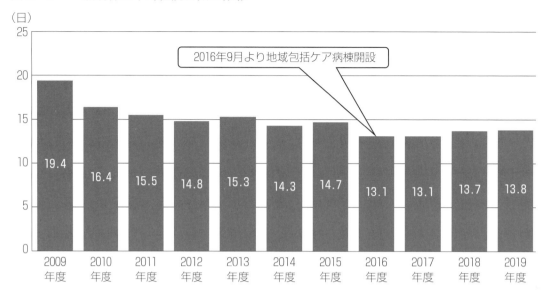

図2-9　一般病棟の平均在院日数の推移

（日）

2016年9月より地域包括ケア病棟開設

	2009年度	2010年度	2011年度	2012年度	2013年度	2014年度	2015年度	2016年度	2017年度	2018年度	2019年度
	19.4	16.4	15.5	14.8	15.3	14.3	14.7	13.1	13.1	13.7	13.8

に該当する患者は平均在院日数の計算から除外されていますが、DPCが広く普及し、どの病院も入院期間Ⅱを意識していること、さらに急性期一般入院料1（7対1）の維持、最近の医療技術の進歩、特に内視鏡を用いた手術の普及など、病院経営を意識すれば入院期間の短縮が自然と導かれるようになってきています。

　各地の病院を訪問していると、現在でも月曜日の予定入院手術患者を金曜日から入院させている病院が存在しているのには驚かされます。DPC特定病院群（旧Ⅱ群病院）でもこのような状況がみられます。おそらく土曜日、日曜日の病棟稼働率を考慮してのことと思いますが、通常の手術患者であれば、たとえ休日であっても前日入院が基本です。

（5）入院患者数の推移

　入院患者数は医師数が最少であったことにも関係しますが、2011年度まで1日平均250人と、DPC導入前と比較してほとんど増加はみられません。医師の増員がないのですから当然かもしれません。その後、若干、医師数が増加し、2019年度は290人にまで増加しました（図2-10）。

　病院経営改善の王道は、入院患者を増やすことです。それは、誰しもが考えることでしょう。医療専門のコンサルタントの知恵を借りると、地域の医療機関への逆紹介の推進、手術患者増加に向けた対応、救急医療患者の対応、自院の強みの強調などを提言されると思いますが、松阪市のように中核病院が複数存在する地域では、どの病院も同様の取り組みを実施しています。さらに地方では人口減少も加速していることから、病院経営には入院患者の増加が必要であることは理屈では十分にわかっていても、現実はと言うと、新入院患者の増加は極めて困難な問題です。

図2-10 入院患者数の推移

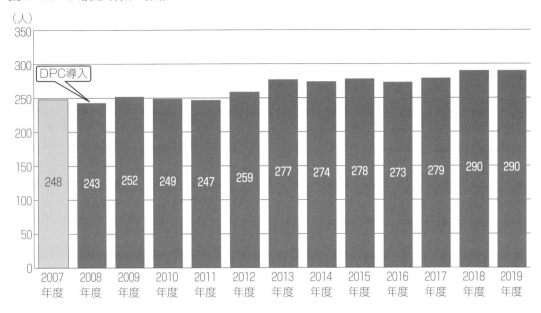

（人）

しかしながら、後に述べる、現在自院に入院中の患者に「良質の医療」を提供すること、すなわち診療報酬制度で認められていることを可能な限り実施することが、現実的に残された病院経営改善への対応策であると考えています。

（6）病床利用率、病床稼働率の推移

病院経営指標として病床利用率と病床稼働率がありますが、これらの算出方法は異なることを理解しておく必要があります。

病床利用率、病床稼働率はどちらも許可病床数に対する入院患者の割合を示す指標ですが、病床利用率は「ある時刻の延べ在院患者数」をベースとして算出するので、退院患者の人数は除かれます。すなわち、「病床利用率＝（24時現在の入院患者数）÷許可病床数」で計算されます。

病床稼働率は「総延べ入院患者数」をベースとして算出するので、退院患者の分も含まれます。すなわち、「病床稼働率＝（24時現在の入院患者数＋その日の退院患者数）÷許可病床数」で計算されるため、午前退院・午後入院を行い、ある1日に1ベッドを2人の患者が利用すると、病床稼働率は100％を超えることもあり得ます。

一方、病床利用率は24時現在に在院している患者の延べ数が分子となり、1ベッドを2人以上が利用することはないので、100％を超えることはありません。その結果、病床稼働率のほうが病床利用率よりも高くなります（一般的には数％）。病床利用率と病床稼働率の差が大きければ大きいほど、1つのベッドにおける患者の回転がよいことになり、逆に差が小さければ患者の回転が悪いことになります（病床回転率）。

図 2-11 病床利用率と病床稼働率の推移

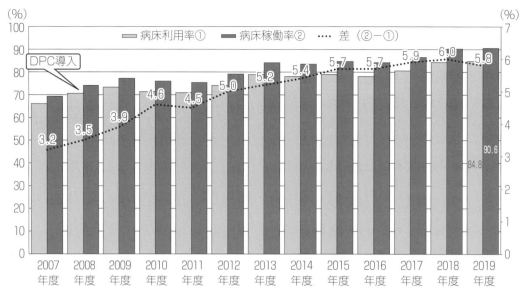

　DPC を導入している急性期病院では、病床利用率と病床稼働率の差を意識している病院が増えています。図 2-11 に、当院の病床利用率、病床稼働率およびその差を示しました。

　当院では DPC 導入後、2012 年度までは医師、看護師不足のため 1 病棟（50 床）を休床としていましたが、この図は届出病床数 328 床で計算しています。そのため、実際の運用病床 278 床で計算すると、多少増加します。2013 年度以降は休床病棟もなくなり、2019 年度の病床利用率は 84.8％、病床稼働率は 90.6％になり、その差も 5.8％で、常に 5 ～ 6 ％を維持しています。

　一般に、病床利用率と病床稼働率の差が 5 ％以上でないと病院経営は苦しくなると言われます。昨今の診療報酬改定の影響で、急性期医療を担う病院、慢性期医療を担う病院といった、病院の機能に関係なく病床稼働率は下降傾向にあると思います。2018 年度の「病院機能制度別医療費等の状況（厚労省）」では、DPC を導入している病院の病床稼働率は平均 81.1％、このうち地域医療支援病院は平均 81.7％と報告されています。DPC を導入している急性期医療を担う病院では平均在院日数を短縮させながら、高い病床稼働率を維持することが重要です。

　そのためには新入院患者を増やさなければこの問題は解決できませんが、これを克服することはどの病院にとっても大きな課題であり、現状では極めて困難です。それよりも、前述したように、現在それぞれの病院に入院中の患者に対して「良質の医療」を提供する、すなわち診療報酬制度で認められていることを可能な限り実施することにより、病院経営は大幅に改善することを認識すべきでしょう。

（7）病床回転数

　近年、病棟は満床なのに、経営的には赤字になっている病院もみられます。これは入院期間を延長させることで、病床稼働率を上げている病院で時々みかけます。DPC を導入している病院では、治療や検査が完了していれば、単に入院しているだけでは１日当たりの医業収益が下がり、利益が得られなくなります。これを是正するには、平均在院日数を短縮することで１日当たりの入院単価を上昇させ、病床の回転を好転させていくことが必要です。病床回転数を意識することが、急性期医療を担う病院では不可欠なのです。

　年間の病床回転数とは、「１つのベッドが、１年間に何人に使用されたかを示す指標」です。すなわち、年間の病床回転数は、次の計算式で求められます。

　　実際の年間の病床回転数＝（365÷平均在院日数）×（病床稼働率（%）/100）

　この数字は、空き病床数も考慮して計算された入院病床の利用効率を示します。

　　実際の毎月の病床回転数＝（30または31÷その月の平均在院日数）×（病床稼働率（%）/100）

　「病床回転数＝30または31÷その月の平均在院日数」で得られた数値は、病床稼働率を100%と仮定したものなので注意が必要です。

　入院患者の良好な病床回転は、病床利用率と病床稼働率の差の大小に依存しています。すなわち、病床利用率と病床稼働率の差が大きければ大きいほど、それに比例して病床回転数もよくなります。すでに述べたように、病床利用率と病床稼働率の差は５％以上を維持したいものです。逆に差が小さくなれば、病床回転数は悪化します。

　最近は、病床回転数を重要視している病院が増加しています。病床回転数を上げるためには、病床利用率と病床稼働率の差を大きくしていかねばなりません。そのためには新規入院患者数を獲得する対応が必須です。しかしながら、近隣の病院も同じことを考えるわけで、さらに地方の病院では人口減少もみられることより、新入院患者獲得は今後ますます厳しい問題です。

（8）入院患者の１日１人当たりの平均診療単価と年度別入院診療収益の推移

　当院の入院患者１日１人当たりの平均診療単価は、DPC 導入前の2007年度は33,678円でしたが、DPC 導入後の2008年度は37,239円となり、医師数は１人も増加していないにもかかわらず、2010年度は50,122円に増えました。そして、ほぼ毎年入院診療単価は増加し、2019年度は55,004円になっています（図２-12）。

　入院診療単価を上げるには、手術患者の増大が最も大きな要素です。にもかかわらず、医師不足、特に外科系医師が不足し、手術患者の増大も見込めない当院において、なぜこのように入院診療単価を増加させることができたのでしょうか。それは、後に述べる「落ち穂拾い作戦」による各種指導料・管理料の算定漏れの見直しが大きく関係していると考えています。

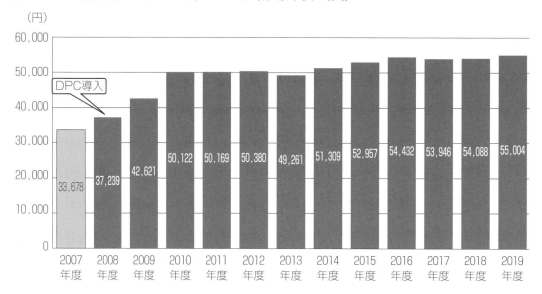

図2-12　入院患者の1日1人当たりの平均診療単価の推移

（円）

DPC導入

33,678　37,239　42,621　50,122　50,169　50,380　49,261　51,309　52,957　54,432　53,946　54,088　55,004

2007年度　2008年度　2009年度　2010年度　2011年度　2012年度　2013年度　2014年度　2015年度　2016年度　2017年度　2018年度　2019年度

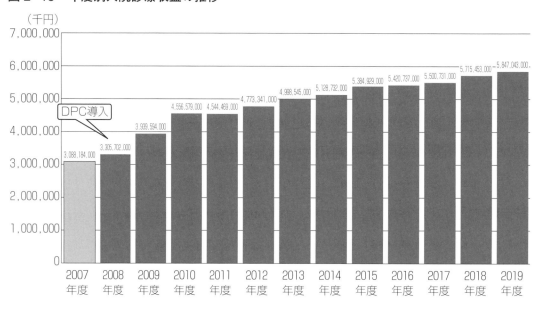

図2-13　年度別入院診療収益の推移

（千円）

DPC導入

3,088,184,000　3,305,702,000　3,939,594,000　4,556,579,000　4,544,469,000　4,773,341,000　4,998,545,000　5,128,732,000　5,384,929,000　5,420,737,000　5,500,731,000　5,715,453,000　5,847,043,000

2007年度　2008年度　2009年度　2010年度　2011年度　2012年度　2013年度　2014年度　2015年度　2016年度　2017年度　2018年度　2019年度

　2018年度の「病院機能制度別医療費等の状況（厚労省）」によれば、DPC導入病院の1日1人平均入院診療単価は58,843円、なかでも地域医療支援病院は63,486円です。いまや急性期病院では、1日平均入院診療単価60,000円が常識的な数値になってきていることを認識する必要があります。

　医師不足の当院では1日1人当たりの平均入院診療単価が全国平均以下であり、医師の増員、とりわけ外科系医師の増員が課題だと思っています。入院診療収益の推移を見ると、DPC導入前の2007年度は約30億円でしたが、DPC導入後ほぼ毎年増大し、2019年度は約58

億円と、2007年度の約1.9倍になっています（図2-13）。

（9）外来患者数の推移

医師数が最少となったこともあり、外来患者数は極力増加させないよう、退院後は地元や紹介元の医療機関にて経過を見ていただくように逆紹介を推進しています。外来患者数は2014年度をピークに年々減少方向に向かい、2019年度は1日平均579人となっています（図2-14）。今後、急性期医療を担う病院では入院医療が中心となり、外来患者は極力、地域の医療機関にお任せすることが基本と考えています。

（10）外来患者の1日1人当たりの平均診療単価と年度別外来診療収益の推移

当院は院外処方を導入していますが、1日1人当たりの平均外来診療単価はDPC導入前の2007年度は9,896円でした。医師の増加がないにもかかわらず、DPC導入後の2010年度は14,471円、2019年度は28,783円となっています（図2-15）。

2018年度の「病院機能制度別医療費等の状況（厚労省）」によると、DPC導入病院の1日1人平均外来診療単価は19,421円、なかでも地域医療支援病院は21,143円となっており、1日平均外来診療単価も急性期病院では2万円の時代となりつつあります。

当院の外来診療単価が病院の規模の割には大きい値を示している理由として、呼吸器センターの影響が大きいと思います。三重県下で最多の肺がん患者の診療がなされており、外来での肺がん化学療法が大きく関与しています（図2-16）。しかしながら、2017年度の外来患者の平均診療単価は23,602円と前年度より下がりました。これは消化器内科医師の退職によ

図2-14　外来患者数の推移

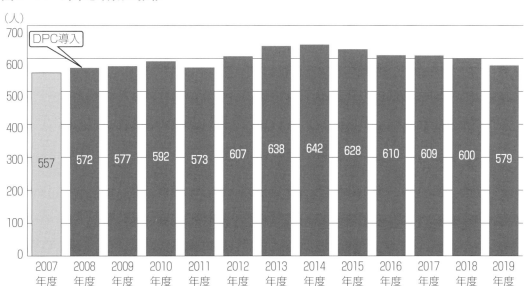

図 2-15　外来患者の 1 日 1 人当たりの平均診療単価の推移

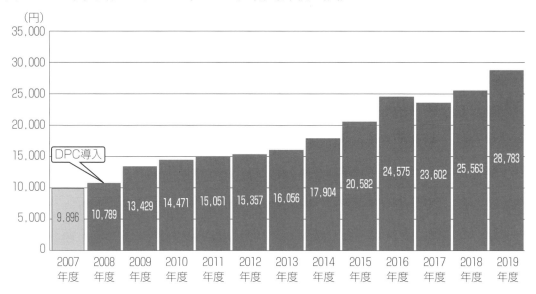

（円）

年度	金額
2007年度	9,896
2008年度	10,789
2009年度	13,429
2010年度	14,471
2011年度	15,051
2012年度	15,357
2013年度	16,056
2014年度	17,904
2015年度	20,582
2016年度	24,575
2017年度	23,602
2018年度	25,563
2019年度	28,783

DPC導入

図 2-16　「病院情報局」による2018年度の三重県内主要病院での肺がん患者退院数

病院情報局
Hospital Intelligence Agency

病院検索 ｜ 患者数ランキング ｜ DPC全国統計 ｜ 病院ニュース ｜ 情報活用
Hospital Search　Top Hospitals　DPC Statistics　Hospital News　Point of View

主な疾患別患者数ランキング

疾患名 ┤肺がん　　∨│都道府県│三重県　∨│ P｜表示年度：　平成30年 ∨　変更する

疾患名：肺がん　都道府県：三重県　表示年度：平成30年

順位	病院名	都道府県	市区町村	退院患者数	平均在院日数
1	松阪市民病院	三重県	松阪市	1,001	15.7
2	独立行政法人国立病院機構三重中央医療センター	三重県	津市	547	16.4
3	国立大学法人三重大学医学部附属病院	三重県	津市	535	14.1
4	伊勢赤十字病院	三重県	伊勢市	411	11.9
5	三重県厚生農業協同組合連合会　鈴鹿中央総合病院	三重県	鈴鹿市	402	12.3
6	三重県立総合医療センター	三重県	四日市市	346	11.8
7	市立四日市病院	三重県	四日市市	336	13.5
8	鈴鹿回生病院	三重県	鈴鹿市	233	6.5
9	桑名市総合医療センター	三重県	桑名市	152	15.8
10	市立伊勢総合病院	三重県	伊勢市	76	13.7
11	三重県厚生農業協同組合連合会　三重北医療センターいなべ総合病院	三重県	いなべ市	43	17.1

図 2 -17　年度別外来診療収益の推移

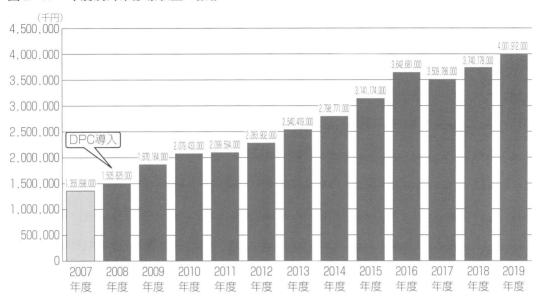

り、高額薬剤の使用が大きく低下して高額支払いの患者が減少したことに起因しています。

　次に、年度別の外来診療収益の推移をみると、DPC 導入前の2007年度は約13.6億円でしたが、DPC 導入後ほぼ毎年増大し、2019年度は約40億円と、2007年度の約2.9倍になっています（図 2 -17）。

(11) 総医業収益の推移（入院医業収益と外来医業収益の合算、その他の医業収益は含まず）

　DPC 導入前の2007年度は入院医業収益と外来医業収益の合算の総医業収益（その他の医業収益は含まず）は約44億円でしたが、DPC 導入後は毎年増大し、2019年度は過去最大の約99億円になっています（図 2 -18）。これは2007年度に比べて約2.2倍という数字です。毎年、医師不足の状況で過去最大の医業収益を達成できたのは、医師をはじめ全職員の努力の賜物でしょう。

　すでに述べたように、DPC 導入後、医師をはじめ全職員の意識改革とチーム医療の実践により、2009年度より連続11年、黒字状態を維持しています（図 2 -19）。しかしながら、図からお分かりのとおり、2012年度に引当金後の経常利益が約 2 億円あったものが、最近では大きく減少しつつあることが問題点です。ただし、他の病院と異なるのは、第 9 章で説明するように、当院は2008年から人事評価制度を導入し、それに対して支給している「勤勉手当」（年間医業収益の1.5％を原資としている）が年々増加し、最近では年間約 1 億2,000万円になっている点です（図 2 -20）。

　自治体病院の黒字状態といっても、繰入金（税金）の多い病院では黒字になりますので、繰入金を除いた医業収支、医業収支率で検討しないと他の組織形態の病院との比較はできま

図2-18　総医業収益の推移（その他の医業収益は含まず）

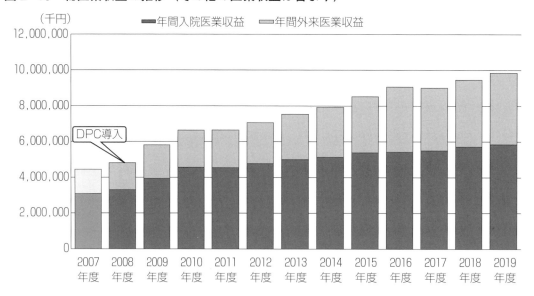

図2-19　経常利益の推移

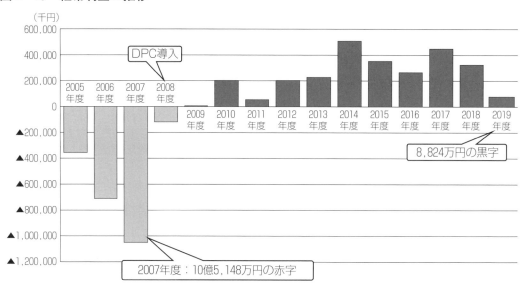

せん。当院の医業収支率の推移をみると、2012年度より8年連続で100%以上を維持しています（図2-21）。地方公営企業法一部適用、全部適用の病院の中で8年連続100%以上の病院は1.4%にすぎません。今後も医業収支率100%超を目標にしていきたいと思います。

図 2 -20　人事評価制度に基づく「勤勉手当」支給金額の推移

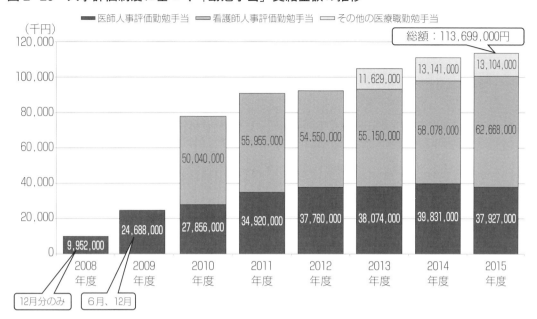

図 2 -21　医業収支と医業収支率の推移

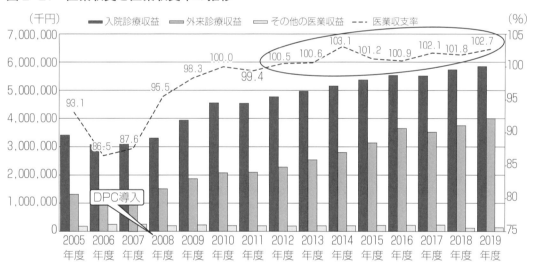

 ## 限界利益、当院では限界利益率の認識

　当院の毎月の総合企画室の会議では、医業収支率とは別に、限界利益、限界利益率も確認しています。ご存じのように、限界利益、限界利益率は以下の計算式で求められます。

　限界利益＝医業収益 -（薬剤費＋医療材料費）

図2-22　限界利益率の推移

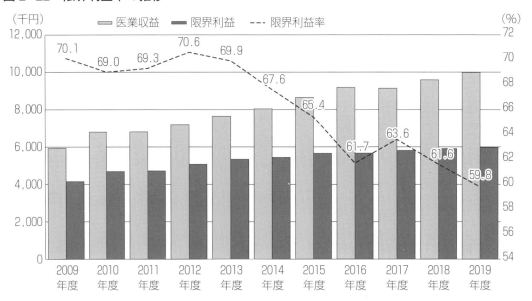

限界利益率（％）＝限界利益÷医業収益×100＝（薬剤費＋医療材料費）÷医業収益×100

　図2-22は、当院の限界利益、限界利益率の経年的な推移をみたものですが、2014年度以降、目標としている70％以上を示すことが困難となり、2019年度はついに60％を維持できず59.8％に下がりました。

　すなわち、最近では医業収益における変動費、特に高額薬品の登場により薬剤費が医業収益の中で大きな割合を占めるようになっています。限界利益率を論じる場合に注意しなければならないのは、果たして、対象となる病院が真の急性期医療を実施しているかどうかです。最新の急性期医療を担っていない病院では、限界利益率が80％以上になっていても珍しくありません。

　しかし、真の急性期医療を担っている病院では、化学療法やC型肝炎に対する高額薬剤による薬剤費、手術や心臓カテーテル検査等の材料費が医業収益において大きな割合を占め、どの病院も近年は限界利益、限界利益率が下降傾向にあります。

4　人件費比率の問題点

　病院の医業費用の内訳は、人件費、材料費（薬剤費＋医療材料費）、委託費、医療機器・設備・建物の減価償却費で構成されています。この中で人件費が病院経営に大きく影響を及ぼすと言われています。これまでは、良好な病院経営を維持していくために人件費比率を50％以下にすることが常識とされてきました。人件費比率を少なくするために、いろいろな

手当のカット、人材削減をしている病院も見受けられますが、これらは絶対にやってはいけない「禁じ手」だと思います。まずは、病院に勤務する幹部職員は、自院の人件費比率を減少させるためには、人件費比率の算定式を頭に浮かべるとよいでしょう。

「**人件費比率（％）＝人件費÷医業収益×100**」で計算されます。人件費比率を下げるには、安易に分子の人件費を削減するのではなく、分母である医業収益の増大に向けて取り組むべきだと思います。また、人件費比率で注意しなければいけない点は、「隠れた人件費」といわれる委託費比率も考慮しなければいけないことです。一見、人件費比率が低い病院でも業務委託が多い病院もあるので、真の人件費比率をみる場合には、人件費比率に委託費比率を加えた「総人件費比率」をみることがポイントとなります。

すなわち、「**総人件費比率＝（人件費＋委託費）÷医業収益×100**」で計算されます。委託費比率は、2018年度は自治体病院で平均10.8％、公的病院で約7％、医療法人で約5％であり、自治体病院では他の組織形態の病院より委託費比率が高い傾向がうかがわれます。一般的には「**総人件費比率が60％以下でないと病院経営は厳しくなる**」と言われます。2015年以降の抗がん剤やC型肝炎治療薬など高額薬剤の使用増加、材料費の高騰により医業収益が増大し、これまでの計算式で計算すると、人件費比率、委託費比率は下降傾向にあります。特に、急性期医療を担うことが多い、規模の大きな病院で顕著です（図2-23）。

一般に総人件費比率が高くなると、医業収益率が低くなると言われています。これまでの計算式による人件費比率だけをみるのではなく、総人件費比率を60％以下、できれば55％以下に維持していかないと病院経営は困難です。

当院の人件費比率の推移をみると、病院存続の危機的状態であったこれまでの計算式で求

図2-23　病床規模別の総人件費比率（2018年度）

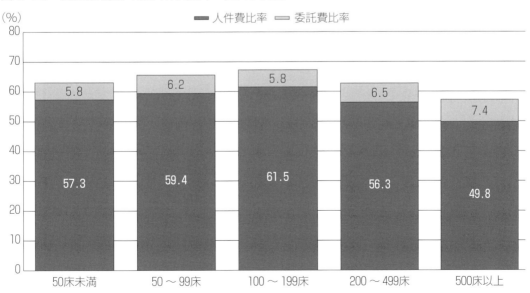

めた2007年度の人件費比率は58.6%もありましたが、賞与、時間外手当など一切カットすることなく、2018年度は47.7%にまで減少しています（図2-24）。さらに、委託費比率も考慮した総人件費比率も徐々に低下し、2018年度は54.5%になってきています（図2-25）。

　2016年度総務省の「地方公営企業年鑑」で医業収益に対する人件費比率と材料費比率（薬剤比率＋医療材料比率）の相関をみると、人件費比率の低い病院は材料費比率の高い傾向がみられました（図2-26）。さらに、医業収益に対する総人件費比率（人件費比率＋委託費比率）と材料費比率の相関をみると、一層高い相関がみられました（図2-27）。

図2-24　医業収益に対する人件費比率の推移

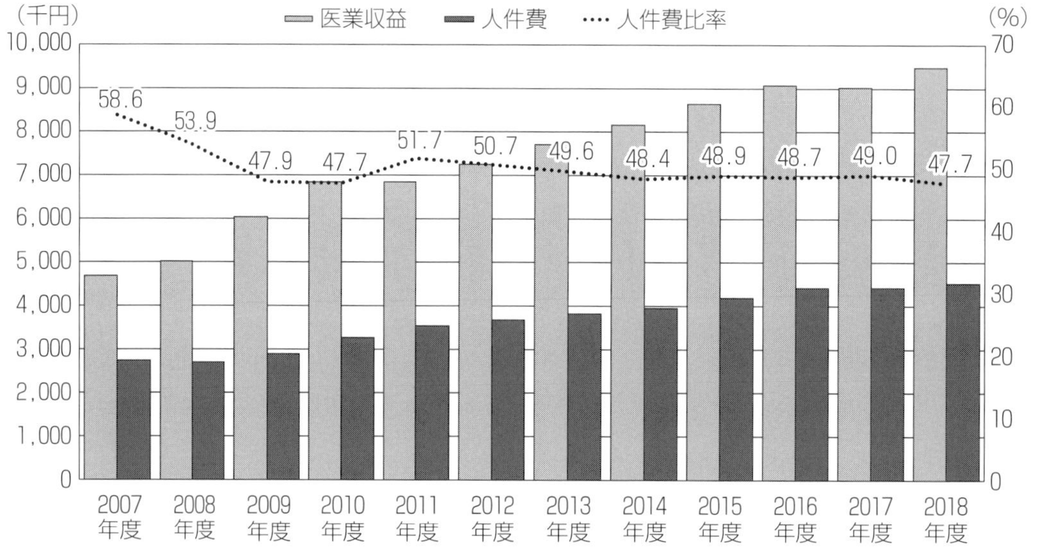

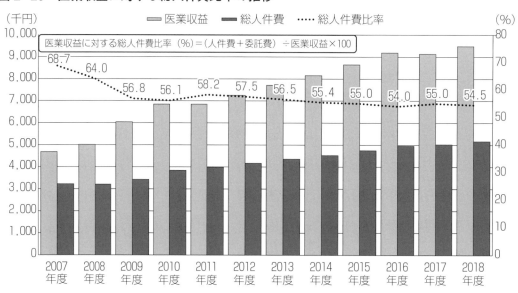

図2-25　医業収益に対する総人件費比率の推移

このように、これまでの人件費比率では現状を正しく反映していると思われないので、当院の総合企画室会議、幹部会議では毎月、限界利益（医業収益−材料費）に対する人件費比率を提示しています。目標を70％以下としていますが、2019年度は78.3％であり、目標に到達していません（図2-28）。さらに、限界利益に対する総人件費比率も目標を80％以下にしていますが、2019年度は89.3％で、この数値も目標に到達していません（図2-29）。これら

図2-26　医業収益に対する人件費比率と材料費比率の相関

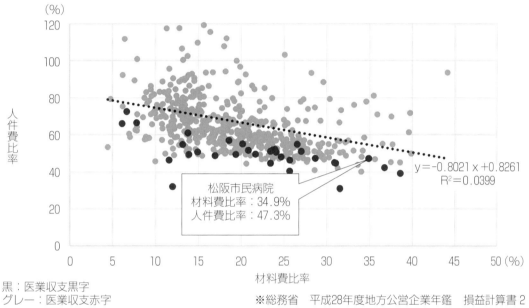

黒：医業収支黒字
グレー：医業収支赤字

※総務省　平成28年度地方公営企業年鑑　損益計算書2

図2-27　医業収益に対する総人件費比率と材料費比率の相関

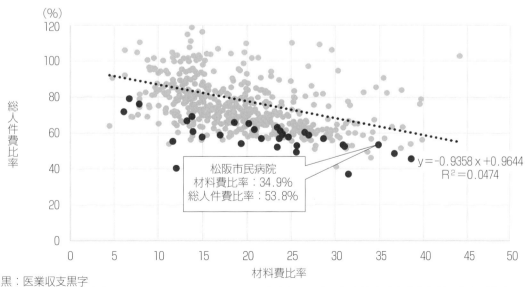

黒：医業収支黒字
グレー：医業収支赤字

※総務省　平成28年度地方公営企業年鑑　損益計算書2

図2-28 限界利益（医業収益ー材料費）に対する人件費比率の推移

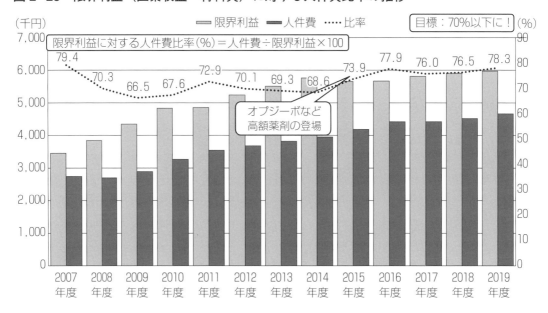

限界利益に対する人件費比率(%)＝人件費÷限界利益×100

オプジーボなど
高額薬剤の登場

目標：70%以下に！

図2-29 限界利益（医業収益ー材料費）に対する総人件費比率の推移

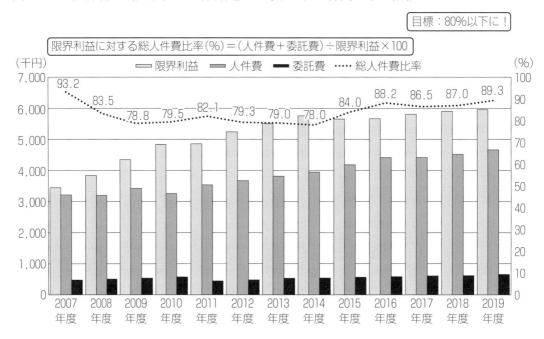

目標：80%以下に！

限界利益に対する総人件費比率(%)＝（人件費＋委託費）÷限界利益×100

の数値を目標値にまで持っていくためには、今後、限界利益の増大が必要と思われます。

「地方公営企業年鑑」で全国の自治体病院の限界利益に対する人件費比率をみると平均83.3％で、550病院中、黒字の病院は6.0％でしたが、限界利益に対する人件費比率が70％以下の病院でみると、黒字の病院は16.5％でした。同様に、限界利益に対する総人件費比率をみると、平均97.2％で、限界利益に対する総人件費比率が80％以下の病院では23.2％が黒字

でした。

「限界利益に対する人件費比率」、「限界利益に対する総人件費比率」は、現状ではあまり普及しているとは思われない経営数値ですが、これからは病院経営の数値も時代に応じた対応が必要です。いつまでも「昭和」の時代のままでは通用しないことを肝に銘じる必要があると考えています。

 # 「病院情報局」の情報

　自治体病院の経営状況は、他の経営母体の病院の方々からみると「同じ医療を行っていても、税金が投入されている自治体病院は有利である」といつも指摘され、実際の自治体病院の経営収支実態がわかりにくいと言われています。2015年よりインターネットの無料サイト「病院情報局」の「特集」のところに、全国の自治体病院の経営実績を分析し（地方独立行政法人の病院は含まず）、「純医業収支」の大きい順にランキングを作成したものが公開されています（図2-30、2-31）。それぞれの指標は下記の計算式で算出されます。

　　純医業収入＝医業収益（入院収益＋外来収益＋その他の医業収益）－他会計負担金

　　純医業収支＝純医業収入－医業費用（人件費＋材料費＋減価償却費＋その他の経費）

　　純医業収支率（%)＝純医業収支÷純医業収入×100

図2-30　2017年度自治体病院の純医業収支ランキング（「病院情報局」より）

順位	開設者	病院名	総病床数	純医業収入	純医業収支	純医業収支率	他会計繰入金	備考
1	大垣市	大垣市民病院	903	32,599	1,819	5.6%	208	
2	岩手県	中部病院	434	11,863	355	3.0%	1,441	
3	春日井市	春日井市民病院	558	15,284	342	2.2%	967	
4	大分県	県立病院	578	15,682	286	1.8%	512	
5	国民健康保険南丹病院組合	京都中部総合医療センター	464	10,111	150	1.5%	224	
6	霧島市	医師会医療センター	254	4,981	135	2.7%	160	代行制
7	富岡地域医療事務組合	七日市病院	169	1,797	125	7.0%	21	
8	富岡地域医療事務組合	富岡総合病院	338	9,318	117	1.3%	155	
9	四日市市	四日市病院	568	19,999	117	0.6%	679	
10	松阪市	松阪市民病院	328	9,181	113	1.2%	467	
11	近江八幡市	近江八幡市立総合医療センター	407	12,154	67	0.6%	634	

（単位：百万円）

図2-31　2017年度自治体病院の純医業収支ランキング
　　　　（地方独立行政法人を除く、776病院が対象：繰入金を除いた純医業収支率プラスの病
　　　　院：2.6%）

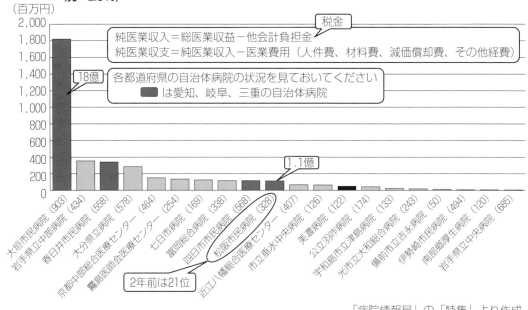

「病院情報局」の「特集」より作成

　現在、2017年度の実績が公開されており、簡単に都道府県ごとにそれぞれの自治体病院の経営状況がチェックできます。公営企業年鑑を活用すれば同じものが作成できますので、当院では独自に作成しています。純医業収支率で、2008年度は全国第415位でしたが、その後、徐々に上昇し、2015年度は第21位、2017年度は全国776病院中、第10位まで上昇しました。純医業収支率がプラスの病院は776病院中20病院（2.6%）にすぎず、97.4%の病院は純医業収支率がマイナスとなっています。

「凧あげ」の法則（？）が教える病院経営

　私たち世代の子どものころ、お正月の遊びの１つに「凧あげ」がありました。上手に凧を揚げるには、いろいろな決まりがあります。これが現在の病院経営にも当てはまると思いますので参考にしてください。

ポイント①

　上手に凧を揚げるには、どちらから風が吹いてくるかを考慮しないといけません。風に逆らっていては、凧は揚がりません。

　病院経営も同じで、国の方針がどのようなものか、絶えず意識することが必要です。国の方針に逆らっていては、経営がうまくいくわけがありません。

ポイント②

　凧が揚がる前から凧糸をいくら伸ばしても、意味がありません。逆に、凧が風に乗ってうまく揚がりだしたら、その都度、凧糸を長くしていかないとより高くは揚がりません。

　病院経営でも、赤字の時に設備投資をしたり、人員を増やしても人件費だけがかさむだけで意味がありません。しかし、赤字が解消できつつあれば、さらに経営改善をしていくために設備投資、人材の投入も必要です。

ポイント③

　これまで凧を上手に揚げることのできない人が、今の凧より新型の、サイズの大きい凧に挑戦してもうまく揚がりません。凧あげの上手な人に丁寧に指導を受けるか、最初だけでも揚げてもらい、コツを教えてもらうのが最も早い方法です。プライドを捨てて、年下の人に対しても謙虚にお願いすることです。

　病院経営でも、赤字病院がいきなり病院を新築しても、そこに従事する職員が昔のままでは改善ができるわけはありません。名門病院でも、規模の大きな病院でも、プライドを捨てて謙虚に指導を仰ぐのが基本です。

自治体病院における医業収支率
100％以上の病院

　現在、地方独立行政法人の病院を含めた自治体病院数は867病院（公営企業法：775病院、地方独立行政法人：92病院：2019年8月）です。自治体病院の経営状況は年々厳しくなってきています。

　病院の本業である医業活動から生じる医業費用に対する医業収益の割合を示す指標に、医業収支率（％）があります。医業費用が医業収益により、どの程度賄われているかを示す経営状況の判断材料とされています。公営企業では、医業収支率（％）＝医業収益÷医業費用×100、地方独立行政法人では、営業収支率（％）＝営業収益÷営業費用×100で計算されます。地方独立行政法人の営業収益とは、公営企業と同様に、「入院収益」、「外来収益」および室料差額収益等の「その他医業収益」ならびに**地方公営企業法施行令第8条の5第1項第3号の経費に係る繰入金のうち、救急医療の確保、医療相談等保健衛生行政事務に要する経費の合計**とされています。

　よって公営企業の医業収支率より、地方独立行政法人の営業収支率のほうがやや高くなることをご理解ください。867の自治体病院のうち、2013年度より6年連続で、医業収支率（地方独立行政法人では営業収支率）が100％以上の病院（真の黒字病院）はわずかに30病院（3.5％）で、このうち19病院は地方独立行政法人の病院であり（地方独立行政法人の病院の20.7％）、公営企業での病院は当院を含めてわずか11病院（1.4％）です。

　これら30病院中、愛知県、岐阜県、三重県の病院が7病院（23.3％：半田市民病院、春日井市民病院、大垣市民病院、岐阜県立総合医療センター、県立多治見病院、市立美濃病院、松阪市民病院）を占めており、病院経営に良好な実績を示す自治体病院が多いことを示しています。当院も2019年度を含め、現在9年連続して医業収支率100％以上を達成していますが、いろいろ難しい問題もあります。今後も医業収支率100％以上を目標にしていきたいと思います。

　　　　　　　　　　　　　　　　　　　　　　　　6年連続医業収支率100％以上
　　　　　　　　　　　　　公営企業法の病院：775病院--------------11病院（1.4％）

自治体病院：867病院
　　　　　　　　　　　　　　　　　　　　　　　　6年連続営業収支率100％以上
　　　　　　　　　　　　　地方独立行政法人の病院：92病院---------19病院（20.7％）

自治体病院における病院新築の問題点

　病院の経営状況に大きな影響を及ぼす要因として、病院新築の計画があります。自治体病院における病院新築の際、問題点がいろいろあるように思いますので、自治体病院関係の職員の方々は、一度ご検討ください。

①建築費用

　自治体病院の場合は、最初に「建設ありき」で計画しており、国、各自治体からの企業債（借金）を利用することが多く、年間の医療収入以上の豪華な建物を建築する傾向にあります。一般に、自治体病院は民間病院に比べて建設費（土地代は別として）が約2倍になると言われています。自治体病院共済会の調査によれば、建設費は公立病院の場合、1床当たり平均3,300万円、民間病院の場合は1床当たり平均1,600万円（公的病院は、この中間の金額）です。

　しかしながら、東日本大震災をはじめ最近の自然災害、東京オリンピック・パラリンピック、リニア新幹線の工事等で人件費が高騰しており、以前に比べて建設費は高くなっています。これらの特需が一段落すれば建設費は下降するという考え方もありましたが、現実はそのようになっていません。実際には自治体病院の最近の新築事例で1床当たり5,000万円以上の建設費がかかっている病院も見受けられます。さらに30億～50億円の医療機器・備品費が必要となります。

②建築費用の返済

　自治体病院の場合、新病院を計画した人は数年後には退職してしまい、病院建築に直接関与していなかった病院職員が企業債を返済していくことになります。この建築費用の返済のために病院経営が悪化し、病院存続の危機にもなりかねないことを認識する必要があります。

③設計に関与する人

　設計段階において、直接病院に勤務し、利用する人が関与していないことが多いので、病院新築後、現場の職員からしばしば費用をかけた割に使い勝手が悪いという声がよく聞こえます。

④豪華な内装、設備

　新築された自治体病院で、ホテルと見間違えそうな内装、無駄な吹き抜けがみられることがしばしばあります。大きな病院では吹きぬけの数が多いほど、病院経営が厳しくなるとも言われています。さらに、高額な電子カルテシステム、最新の医療機器設備（近隣の病院と機能分担をせずに導入）、病院屋上の無駄なヘリポート設置等も慎重に検討する必要があります。

　要するに、自治体病院が新築する場合、それぞれの病院の年間の医業収益を意識して、建設の計画を考えることが基本です（われわれがマイホームを建てる場合には、それぞれの家庭の年間の収益を考慮し、住宅ローンを活用し、返済可能な範囲で計画すると思います。病院建設の場合、大雑把にいって返済可能な範囲とは、土地代を別にして建設費と医療機器等で、年間の医業収益の1.2〜1.5倍以内かと思います（年間医業収益が100億円の病院であれば、建設費は120億〜150億円）。実際に民間病院では、この範囲内で計画していると思います。

　企業債（借金）による病院建設は、病院の経営危機に直結することを自治体病院関係者は肝に銘じる必要があります。従来型の官庁発注方式では、建設コストの抑制は難しいようです。

　病院建築費用を具体的にどのように抑えるかについては、下記の論文を参考にしてください。
伊関友伸（城西大学経営学部マネージメント総合学科）「どうすればローコストの病院建築ができるか」　公営企業2019.5.4 〜15

第3章

経営改善の具体的取り組み（1）
〜DPC の原点に戻って考えよう〜

DPC について

　この取り組みは、全職員が DPC について正しく理解していることが基本となります。当院では毎年、新人医師（途中採用の医師を含む）、新人看護師、新人薬剤師および新人事務職員に対する「DPC 研修」を 3 〜 4 回は実施しています。医師、看護師、薬剤師はほとんどの大学、専門学校において、在学中に DPC に関するカリキュラムはありません。医療系の総合大学で診療情報管理士の資格を取得できる大学ですら、看護師、薬剤師、理学療法士など国家資格取得に対しての専門教育は十分に実施していても、DPC に関する教育はほとんどなされていないことに驚かされます。それぞれの大学、専門学校を卒業した後には大部分の学生は急性期医療を担う DPC 導入病院に勤務するわけですから、各病院に勤務する当初から DPC の知識が必要になります。にもかかわらず、「DPC/PDPS」が何の略語であるのかさえ知らない新人職員が多数勤務しています。

　また、当院のような公営企業法の適用されている自治体病院では、数年ごとに本庁から事務部長、次長、課長クラスも異動で病院勤務となるため、当院では私が個別に診療報酬制度、DPC を集中的に教育して理解を深めてもらっています。最近の病院運営は非常に厳しくなってきており、診療報酬制度や DPC の制度・構造を正しく理解して実践しなければ、経営改善には至りません。そのことを病院上層部は十分に認識し、毎年、新人職員に対する「DPC 研修」を実施し、継続することが大切です。

（1）DPC の基本
　DPC の定額報酬制度の最大の特徴は、入院患者のさまざまな診療行為に対する 1 日当たりの医療費が包括評価となることです。ただし、すべての診療行為が包括されるわけではなく、医科点数表において出来高算定可能な項目も多数あります。要するに、DPC 導入病院では入院患者の診療報酬による請求は、包括評価点数と出来高評価点数の組み合わせで行い

図3-1　1 DPC 導入病院における診療報酬制度における入院医療費

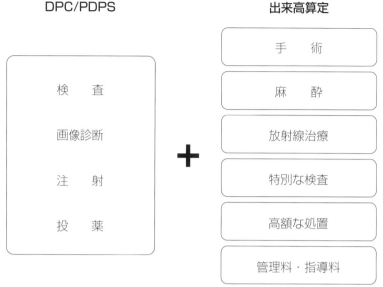

DPC/PDPS　　　　　　　　　　　　　　出来高算定

ます（図3-1）。

　具体的には、医科点数表の入院基本料や血液検査、画像検査、投薬、注射など、病院運営に要する費用は1日当たりの包括点数に含まれ、一方、手術・麻酔、放射線治療、内視鏡検査、心臓カテーテル検査、1,000点以上の処置、リハビリテーション、指導・管理、病理診断など、医師の専門的な技術を要する費用は出来高算定が可能となっています。

　すなわち、「DPC 導入病院における入院患者の総請求金額＝（診断群分類による包括評価金額）＋（出来高評価金額）＋（入院時食事療養費等）」となります。診断群分類による包括評価金額は診断群分類点数表に基づき、診断群分類による包括評価金額＝（診断群分類ごとの1日当たりの包括点数）×（入院日数）×（医療機関別係数）×10円で計算されます。

　さらに、入院初期を重点評価するため、診断群分類ごとに入院期間Ⅰ（1入院期間での1日当たりの医療資源の平均投与量に基づいて15％加算した点数）、入院期間Ⅱ（図3-2のAとBの面積が「A＝B」となる点数）、入院期間Ⅲ（入院期間Ⅱより15％減算した点数と入院期間Ⅲの1日当たり医療資源の平均投入量のうち低いほうの点数）と3段階に日数を設定し、医療資源投入量の多い入院初期の点数が高く、入院期間が長くなるにつれ、1日当たりの包括点数が低くなっていく仕組みになっています（図3-2）。

　医療機関別係数は、病院の人員配置や施設全体としての体制を評価する機能評価係数Ⅰ（入院基本料、医師事務作業補助体制加算、急性期看護補助体制加算、看護職員夜間配置加算、看護職員補助加算、病棟薬剤業務実施加算1などの合計）と、医療機関が担うべき役割や機能を評価する機能評価係数Ⅱ（効率性係数、救急医療係数、保険診療係数、複雑性係数、カバー率係数、地域医療係数の合計）の総和で成り立っています。

図 3-2　DPC の診断群分類の設定方式：一般的な診断群分類（点数設定方式 A）

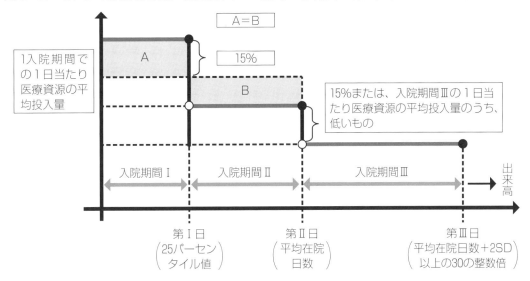

（2）DPC 研修で欠かせないこと

　このような DPC に関する概要を理解することも必要ですが、当院で実施している「DPC 研修」では、医師、看護師、薬剤師など、それぞれの職種における DPC での注意点を重視して説明しています。基本的なポイントは、「病棟で実施しているどの項目が包括扱いとなり、どの項目が出来高扱いになるのか」を十分に理解してもらうことです。

　どの病院も DPC 導入時は全職員に対して「DPC 研修」を行っていますが、その後、毎年

図 3-3　新人職員に対する DPC 制度研修実態調査結果
　　　　（「病院経営戦略セミナー」2017年～2019年に参加164病院でのアンケート調査）

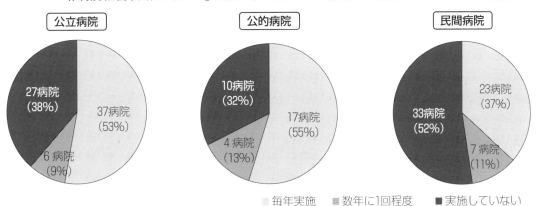

	毎年実施	数年に1回程度	実施していない	合　計
公立病院	37病院	6 病院	27病院	70病院
公的病院	17病院	4 病院	10病院	31病院
民間病院	23病院	7 病院	33病院	63病院

新たな職員が病院に入職してくるにもかかわらず、「DPC 研修」を実施していないのが現状です。私がアドバイザーを務め、毎年全国各地で実施している「病院経営戦略セミナー」（主催：MDV 社）に参加された病院を対象に、新人職員に対する「DPC 研修」についてうかがった調査では、毎年実施している病院の割合は公立病院で53％、公的病院で55％、民間病院で37％でした（図 3 - 3）。

当院では毎年、新人医師（途中採用の医師を含む）、新人看護師、主任看護師、その他の医療職・事務職員と、計 4 回は実施しています。DPC の仕組みを正しく理解していなければ、これから説明する内容が正しく実践できないからです。

2 DPC 導入後にまず分析すべきこと

DPC の概要について職員の理解が得られたら次に、いろいろな項目について取り組み前と取り組み後のデータを全職員に提示すること、全国の病院のベンチマークデータに基づき、自分たちの病院の現状や立ち位置を現場の職員に提示することが改善のポイントです。そのためにはベンチマーク分析のデータが容易に把握できる DPC 分析ソフトを活用するとよいでしょう。以下に、ポイントを紹介します。

（1）予定入院手術・予定検査入院患者の外来での術前検査の徹底

前述したように、DPC を導入している病院に勤務する職員は、「入院では何が包括扱いとなり、何が出来高扱いになるのか」を知っておくことが基本です。DPC 導入病院では入院後に病棟で実施する血液検査、画像検査、使用する薬剤は包括扱いとなります。そのため、少なくとも予定手術入院、予定検査入院の患者の術前検査は外来で完了させておくことが基本です。入院後に病棟で実施しても病院の収益になりませんが、外来で実施していれば病院の収益になることを医師、看護師は十分に認識する必要があります。そのためには主な血液検査、画像検査の診療報酬上の価格を知っておくことも重要なポイントです。

予定手術入院、予定検査入院の患者に対する術前検査の病棟での実施を完全になくすことは困難ですが、まずは現状を把握する必要があります。当院では DPC 分析ソフト「EVE」を使っており、EVE に搭載されている「臨床指標」のベンチマーク分析により、入院後病棟で実施している術前画像・血液検査の実施率を把握しています（図 3 - 4）。当院では30％を目標としていますが、34.3％の患者に対して入院後、病棟で何らかの術前検査が実施されています。なお、糖尿病患者の術前の血糖検査も含まれているため、0 ％にすることは不可能です（入院患者の約40％が糖尿病の薬剤服用のデータより）。

外来での術前検査を徹底するには、外来看護師が入院前に外来で実施するのを忘れた検査

図3-4　手術患者の術前画像・血液検査実施率（2018.4～2019.1）

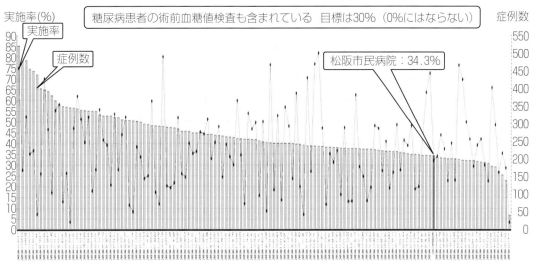

DPC 分析ソフト EVE の「臨床指標」より

について、病棟看護師は患者入院の際に安易に申し送りを受けないこと、毎月病棟で実施した術前検査の金額を提示すること、診療科ごとの病棟での術前検査実施率を公表することが大切です。外来での実施を忘れていたもので最も多かったのが血液ガス分析（139点）でした。改善するには、予定手術患者の術前検査実施率の経過を院内で報告することが必要です。

　当院は DPC 導入当初、予定手術患者に対して外来で検査を実施するのを忘れ、入院後病棟で実施した総額が25万円にもなったことがあり、大きな反省材料となりました。外来で完全に検査を終了させておくことで、手術や検査のために入院した患者も、入院後あわただしくなく病室で落ちつくことができ、さらに病棟看護師の業務量も多少なりとも削減でき、最終的には病院経営にも貢献できることを意識しておくことが重要です。

（2）曜日別の入院患者割合の再認識

　曜日別の入院患者の状況も、把握しておくことが重要です。2017年度における曜日別の入院患者の割合を当院と全国の病院の平均を比較したのが図3-5です。当院では通常の手術の場合、手術日が月曜日であっても原則として日曜日入院としており、月曜日の入院の割合が全国平均より低い数値となっています。

　DPC 特定病院群の病院でも、いまだに月曜日の手術患者が金曜日から入院している病院があるのには驚かされます。おそらく週末の病床稼働率を意識した対応だと思いますが、今では考えられないことです。さらに、急性期一般入院基本料1（7対1）を算定している病院でこのようなことをしていては、平均在院日数が延びること（機能評価係数Ⅱの効率性指

図3-5　曜日別の入院患者数の割合（2017年度の症例で比較）

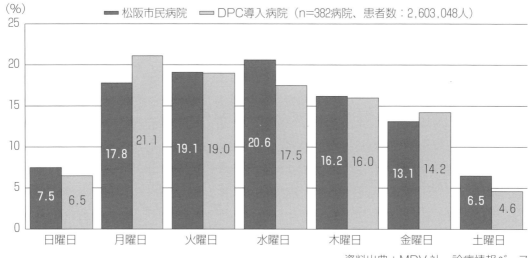

資料出典：MDV社、診療情報ベース

図3-6　松阪市民病院の曜日別の入院患者数の割合

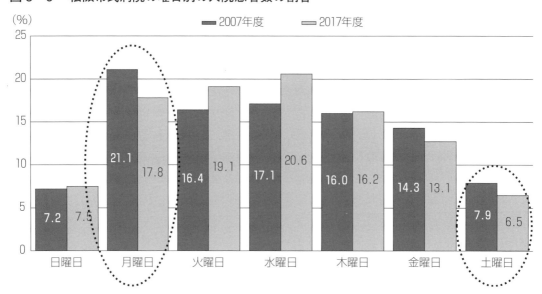

数の低下につながる）、重症度、医療・看護必要度も維持できなくなることを意識する必要
があります。

　図3-6は、当院における曜日別の入院患者の割合を2007年度と2017年度で比較したもの
ですが、2017年度は日曜日の割合が多少増加し、月曜日の割合が大きく減少しました。この
ような取り組みは、医師、看護部門の協力と理解がなければ達成できません。当院では日曜
日の看護師配置に関して特別手厚くしているわけではありませんが、入院患者の理解と看護
部の意識改革によって無理なく達成できました。これも診療科ごとの現状と取り組み後の状
況を公表することが、改善のきっかけになったと思います。

（3） 7日以内の再入院ルールの認識

　DPC 導入病院においては、退院日の翌日（転棟の場合は転棟日）から数えて7日以内の再入院・再転棟について、次のような項目に該当する場合には一連の入院とみなされ、再入院等の入院期間の起算日は初回入院日となります（退院期間は入院期間には算定しません）。

・前回入院時の「医療資源を最も投入した傷病名」と再入院時の「入院契機となった傷病名」の診断群分類の上2桁が同一の場合
・再入院時の「入院契機となった傷病名」に定義テーブルに定める「医療資源を最も投入した傷病名」欄に掲げる ICD コード以外の ICD コード（分類不能コード）を選択した場合

　なお、予定再入院であっても、再入院時の「医療資源を最も投入した傷病名」が悪性腫瘍に対する化学療法の診断群分類区分に該当する患者の場合には、このルールの適用除外となり、一連の入院とはみなされません（ただし、再転棟は適用除外扱いとなりません）。

　この7日以内再入院ルールについても、新人医師（途中採用の医師を含む）に対する当院の「DPC 研修」で、医事課の診療情報管理士が丁寧に説明しています。どの医師も、このようなルールが存在することは知っていますが、当院における7日以内の再入院の割合、請求金額の差については認識していません。

　7日以内の再入院について、全国の病院を比較したのが図3−7です。病院規模の大小に関係なく7日以内の再入院が約1.7％ありますが、当院は2.1％と、全国の平均値よりやや高いことがわかります。そこで診療科ごとに検討したのが、図3−8です。眼科の7日以内の再入院割合が高いのは、当院眼科の方針で、白内障手術では片眼の手術を実施し、必要であれば1週間後に反対側の手術を実施することが大きく影響しています。

　さらに重要なのは、7日以内の再入院の場合と同じ患者が8日以降に入院した場合とで、実際に年間でどれほどの金額の差が生じているのかを医師に認識してもらうことです。当院では7日以内に再入院した場合の DPC における請求金額と、もしこの患者が8日以降に入

図3−7　全国の病院の病床規模別7日以内再入院率（2017.4〜2018.3）

	病院数	7日以内の再入院患者数	DPC 対象全入院患者数	7日以内の再入院率
松阪市民病院		138	6,551	2.10%
大規模病院 （500床以上）	103	20,169	1,175,688	1.72%
中規模病院 （200〜500床）	222	20,711	1,225,218	1.69%
小規模病院 （200床未満）	62	2,666	149,982	1.78%
総　　数	387	43,684	2,557,439	1.70%

資料提供：MDV 社

図3-8　松阪市民病院診療科別の7日以内再入院患者の割合（2018.4～2019.3）

	DPC該当患者数	7日以内再入院患者数	7日以内再入院患者割合（%）
呼吸器内科	1,923	22	1.1
消化器内科	965	17	1.8
循環器内科	909	11	1.2
消化器外科	691	21	3.0
泌尿器科	513	4	0.8
整形外科	485	2	0.4
眼　　科	439	16	3.6

眼科を除いて計算：再入院患者数77人、該当患者数5,486人、7日以内再入院患者割合：1.4%

図3-9　7日以内の再入院と8日以降再入院の収益差（点数）

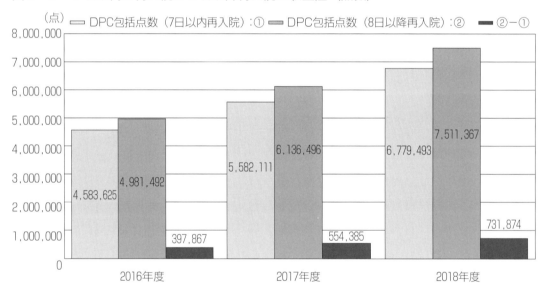

院した場合の請求金額の差を提示して報告しています。2018年度の実績でみると、8日以降に入院していれば、年間約732万円の増収になることが想定されます（図3-9）。

　近年、入院患者の増加もみられる一方、7日以内の再入院患者も増加していることが気になるところです。当然、患者の都合もあり、どうしても7日以内の再入院しかできない場合もあると思いますが、このような金額の差が生じることを医師が認識しておくことが大事です。このような分析をして、診療情報管理士が各診療科に出向いて協力を仰いでいます。

　7日以内の再入院の患者が多くなれば、平均在院日数（機能評価係数Ⅱの効率性係数）にも影響します。

（4）DPC のコーディングの重要性

　DPC 導入病院における定額支払い部分の点数は、「診断群分類（DPC コード）」により決まります。患者一人ひとりにいずれか一つの DPC コードが当てはめられ、「最も医療資源を投入した傷病名」を選択することが決まりです。患者によっては入院中の処置・治療から判断して可能な DPC コードが複数存在する場合もあり、どれを選択するかで医業収益に差が生じます。そのため、DPC のコーディングで重要なのが、医師と医事課の診療情報管理士の役割です。

　当院では、DPC 算定と出来高算定の差（いわゆる DPC 増収率）を DPC 分析ソフト「EVE」でチェックし、DPC での算定が 5 ％以上高くなることを目標としています。この点をこれまで以上に強化するため、2018年 4 月より退院時の DPC コーディングを医師と診療情報管理士のダブルチェック体制とし、最終的に出来高算定の内容とカルテ記載の内容を突合して、DPC のコーディングが適正かどうかを医事課現場責任者の診療情報管理士も確認し、トリプルチェック体制にしました。

　ただチェックするだけでなく、間違いがあればその場で担当の診療情報管理士にフィードバックし、その日のうちに解決するように努力しています。コーディングの変更を行った症例はリスト化し、医事課の診療情報管理士間で情報を共有し、各個人のレベルアップにも活用しています。

　その結果、DPC 増収率は 6 ％以上が維持できています（図 3 -10）。患者ごとに問題のあるコーディングについては医事課の診療情報管理士が診療科の医師と一緒に検討会を開催し、改善に努めています。**これは当院の医事課が直営で、課長以外全員が診療情報管理士（ 7 人）であることが大きく影響しています。**医事課は病院経営のエンジン部門であり、プ

図 3 -10　DPC コーディング再検討の結果
（退院患者の DPC 算定金額と出来高算定金額の比較：「EVE」より）

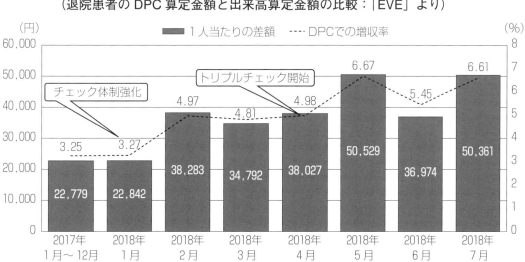

ロとしての認識が必要です。このDPCでの増収に大きく関与しているのが、次に述べる「定義副傷病の有無」です。

（5）「定義副傷病」の重要性の認識

　DPCにおける「定義副傷病」とは、「入院時併発症」と「入院後発症疾患」のことです。

　DPC様式1では退院患者ごとに最大4つまで病名の記入が可能であり、これがDPC診断群分類点数表で定義された「定義副傷病」に該当すれば、診療報酬点数および入院期間の日数設定が大きく延長することを医師、看護師は十分に認識しておく必要があります。うっかり「定義副傷病」を見落とせば大きな損失になることを、医師に伝えることがポイントです。

　当院では新人医師のDPC研修会で、医事課の診療情報管理士が「定義副傷病」の重要性を説明し、当院での実際の症例を用いて、「定義副傷病」の有無でどれだけ金額に差が生じるかを提示しています。しかしながら、当然のことですが、アップコーディングを意識して「定義副傷病」を付加することは厳に慎まなければなりません。

　「定義副傷病」を適切に入力することで、DPCの機能評価係数IIの効率性係数が向上することも意識する必要があります。平均在院日数が短いことを評価する効率性係数は、入院期間IIと強い相関関係があります。どの領域も「定義副傷病あり」の場合、入院期間IIがほぼ2倍になっています（図3-11）。

　この入院期間IIを考慮してクリティカルパスを作成している病院は多いと思いますが、入院期間IIの日数は診療報酬改定ごとに短縮される傾向にあり、自院のクリティカルパスの見

図3-11　副傷病の有無による入院期間IIの平均日数

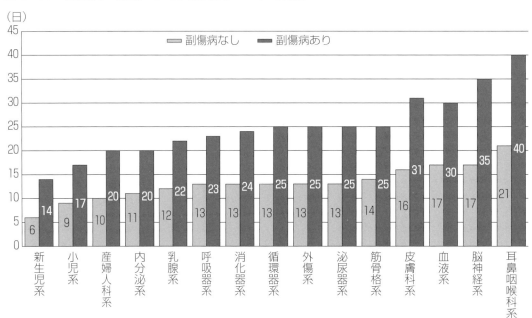

直しが必要となります。すなわち、極端な言い方をすれば「クリティカルパスの賞味期限は2年」であることを担当者は認識しておく必要があります。

「定義副傷病」とは、要するに、DPC導入病院においては合併症のある患者は医療資源の投入量がおのずと多くなり、在院日数も長くなることが想定されるため、これを考慮して評価しようとする仕組みです。患者の病態を正しく把握して適切にコーディングすることが重要で、医事課の診療情報管理士の手腕が大きく問われます。

実際の症例で検証してみましょう。

例）83歳の男性、胆管結石（手術あり、手術・処置2なし）、術後誤嚥性肺炎を併発（「定義副傷病」に該当）、14日の入院期間

・「定義副傷病なし」の場合の点数

2,887点×5日＋2,134点×5日＋1,814点×4日＝32,361点

・「定義副傷病あり」の場合の点数

2,924点×10日＋2,175点×4日＝37,940点

その差：37,940点−32,361点＝5,579点

これに当院の「DPC係数：1.3416」を乗じたものが金額となる。

5,579×1.3416×10＝74,848円

この症例のように、「定義副傷病あり」と「定義副傷病なし」で7万円超の差があるのです。こうしたことを診療情報管理士が医師のDPC研修で説明しています。このように自院の実例を用いて金額の差を提示して説明すると、単に「定義副傷病は重要です」と言う以上に効果的です。

（6）「定義副傷病」を見落とさないための取り組み

では、実際に「定義副傷病」に対する対応として、どのような取り組みが必要となるのでしょうか。まずは自院の「定義副傷病」を付加した算定率の現状を見てみることがポイントです。

図3-12は、MDV社の「Medical Code」の「みんなの指標」からみた、全国の病院の「定義副傷病なし」に対するベンチマーク分析結果です。「定義副傷病なし」の割合の全国平均が87.7%であり、「定義副傷病なし」の割合が90%以上の病院では「定義副傷病」を見落としている確率が高いと思われます。

当院では新人医師に対するDPC研修会で、医事課の診療情報管理士が副傷病の重要性について説明していることが奏功し、「定義副傷病あり」の割合は、2017年は9.9%でしたが2018年は17.4%となり、最近では19.0%と全国の平均値より高い値となってきています（図3-13）。

次に、「定義副傷病」を見落とさないための取り組みですが、当院の医事課の診療情報管

図3-12　副傷病が定義された DPC に該当する症例のうち、「定義副傷病なし」の割合、ベンチマーク

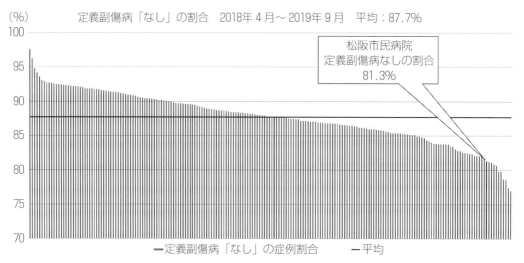

定義副傷病「なし」の割合　2018年4月〜2019年9月　平均：87.7%

松阪市民病院
定義副傷病なしの割合
81.3%

■定義副傷病「なし」の症例割合　　—平均

図3-13　副傷病が定義された DPC に該当する症例における「副傷病あり」の割合の推移

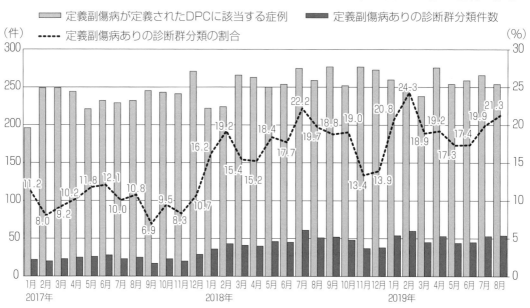

□定義副傷病が定義されたDPCに該当する症例　　■定義副傷病ありの診断群分類件数
・・・・定義副傷病ありの診断群分類の割合

理士は、外科系患者の周術期予防的抗菌薬の投与について特に注意しています。周術期予防的抗菌薬の投与終了後に再投与や、抗菌薬の種類を変更した場合は術後合併症発生の可能性が多くみられ、これが「定義副傷病」に該当するかどうかを吟味する必要があるため、カルテをチェックし、疑問がある症例は「定義副傷病」の有無について医師に相談しています。

　さらに、悪性腫瘍に対する化学療法治療のために入院している患者の「白血球の減少」にも注目しています。すなわち「定義副傷病」の中に「白血球疾患」もあることを、医師も十分に認識するべきです。

このように、医師のみならず診療情報管理士も注意してカルテを詳細にチェックすることで、「定義副傷病」の見落としを最小限にとどめることが可能となります。2016年度の診療報酬改定より試行導入された「糖尿病」、「肺炎」、「脳血管疾患」を対象としたCCPマトリックスからも、今後は副傷病の重要性が増していくことが想定されます。

（7）周術期予防的抗菌薬投与の適正使用の検討

繰り返しになりますが、DPC導入病院においては、病棟で使用する薬剤が包括扱いであることを医師、看護師は十分に認識することが重要です。使用する薬剤は最小限の使用で、最大の効果が得られることがポイントとなります。

特に、外科系手術患者に対する周術期予防的抗菌薬投与に関しては、十分に考慮する必要があります。「どの抗菌薬の使用が最適か」、「どのタイミングで投与し、どれくらいの間隔で投与するのが適切なのか」を認識していないと、どれだけ有効とされる抗菌薬を使用しても期待した効果は得られないかもしれません。

原則として、周術期予防的抗菌薬の投与は執刀開始の60分以内に開始し、執刀時には投与を完了しておくべきです。このタイミングで投与することの理論的根拠としては、手術部位の感染を起こす要因で最も重要なのが皮膚切開時の創部への菌の混入、およびその後の感染の成立であると言われていることです。執刀時に血中の抗菌薬の濃度を最高にしておけば、軟部組織への移行が速やかであるセファゾリンなどの組織内濃度も最高に保たれ、その結果、抗菌活性が最大限に発揮されることが期待できます。手術時間が長くなり、皮膚切開から時間が経過した場合には、当然、組織中の抗菌薬の血中濃度が低下するため、通常は手術開始後3時間で追加投与が必要とされています。

これまでの周術期予防的抗菌薬の投与期間については、所属する大学教室の方針やそれぞれ先輩医師からの指導（？）により、伝統的に手術後3～5日間の比較的長期に投与されてきました。しかし近年、この投与期間について再検討され、抗菌薬の予防的投与は一般的には手術終了後24時間で投与を終了しても、それ以上継続した場合と比較して効果に差がないことが証明されています。

ここで、実際にどのような状況かをみてみましょう。

消化器外科における腹腔鏡下胆嚢摘除術症例の術中・術後予防的抗菌薬のベンチマーク分析の結果を図3-14に示します。平均投与金額は784円でした。当院での抗菌薬はセファメジンの後発品で統一され、平均投与日数は1.0日、金額にして117円となっています。当院での使用金額は、ベンチマーク分析からみても低いです。いまだに3,000円以上も使用している病院があるのには驚かされます。

図3-15は、大腿骨近位骨折・人工骨頭置換術症例の術中・術後予防的抗菌薬のベンチマーク分析の結果です。119円の病院から5,700円の病院までさまざまで、平均投与金額は

図3-14　腹腔鏡下胆のう摘除術の周術期予防的抗生剤投与金額
（2018. 4～2019. 1、中規模、公立病院）

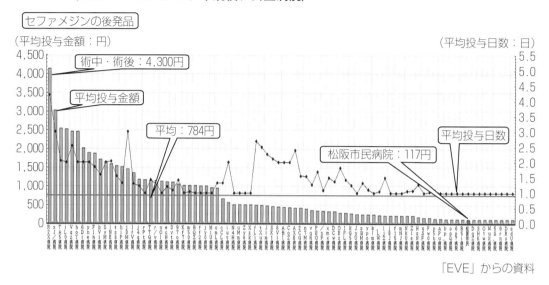

「EVE」からの資料

図3-15　大腿骨近位骨折・人工骨頭置換術の周術期予防的抗生剤投与金額
（2018. 4～2019. 1、中規模、公立病院）

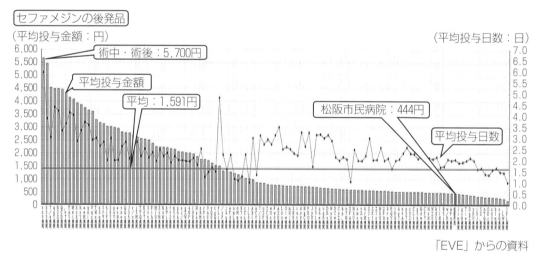

「EVE」からの資料

1,591円でした。当院は平均444円であり、現場の医師がかなり意識してくれています。投与期間の短縮や投与回数の減少により、病棟看護師の業務が多少なりとも軽減されるという想定外の効果も期待できます。

　ただし、もともと手術部位に感染がある場合（急性虫垂炎、結腸憩室炎、急性胆のう炎など）の手術や汚染手術（腸管穿孔、貫通創など）では、「予防的投与」ではなく「感染に対する治療」が必要なため、それぞれの感染症の治療に必要な期間の投与が必要です。

　周術期予防的抗菌薬に関しては、病院経営の観点からみれば金額的には大きな問題ではありません。しかし、医師と協議すれば短期間で改善できる項目であり、医師の意識改革の

きっかけになります。

　自院の代表的手術症例の周術期予防的抗菌薬の使用状況についてベンチマーク分析結果を提示し、担当医師に認識してもらうことが第一歩です。その際にはベンチマーク分析結果を医師にさりげなく提示することをお勧めします。「時間のある時に一度見ておいてください」とだけ言ってデータを渡すとよいでしょう。間違っても、該当する診療科の医師に対して、医事課職員が「このベンチマークのデータでは、当院での周術期の予防的抗菌薬の使用は、他の病院に比して多すぎますから使用を少なくしてください」などと言わないことです。医師はプライドを持っていますから、事務からそのように言われると協力は得られませんので、くれぐれもご注意ください。

（8）「短期滞在手術等基本料3」に該当する症例の検討

　2018年度の診療報酬改定では、「短期滞在手術等基本料3」（以下、短手3）対象の手術や検査をDPC導入病院が行った場合、DPCの「点数設定方式D」に変更されましたが、見直し後も平均在院日数のカウント対象には含まれません。「点数設定方式D」は、入院期間Iは「1日」で固定され、入院初日に入院基本料以外の報酬がすべて償還されるように設定された点数方式で、これまで高額な薬剤等を使用する診断群分類に用いられてきています。

　DPCの「点数設定方式D」であれば、手術中に使用する薬剤は出来高請求が可能で、さらに次章に述べる各種の指導料、管理料の算定も可能となります。

　特に、経営的に大きな差が生じるのが薬剤管理指導料、退院時薬剤情報管理指導料、入院栄養食事指導料だと思います。これらを正しく実施することで、医療の質が向上し、経営的にも大きく影響することを認識する必要があります。

ちょっと一息、コーヒーブレイク⑥

イソップ童話「ウサギとカメ」の話の意味するところ

　小さいころに読んだイソップ童話『ウサギとカメ』の話を思い出してください。

　どうして、ウサギさんはカメさんと競争して負けたのでしょうか。現代の病院経営に当てはめて考えてみましょう。

解釈１：コツコツ努力したカメさん！

　ウサギさんは日頃からカメさんの実力がどれほどかを知っていたので、つい油断して競争の途中で昼寝をしてしまい、一方、カメさんはコツコツと歩みを進めてウサギさんを追い抜いてしまった。

　これを病院経営に置き換えてみると、コツコツ努力し継続していくことで、病院経営は大きく変わるということにも当てはまると思います。

解釈２：ビジョンが明確であったカメさん！

　ウサギさんはカメさんを見ていて、のろのろとしかやってこないので、油断してしまい昼寝をした。一方、カメさんは普段の力からみて、最初からウサギさんに勝てるとは思っていなかった。目標にしていたのはゴールに到達すること。途中でウサギさんが昼寝をしていたのに気づいたが、それを意識して自分も一休みするのではなく、ただひたすらカメさんの目標であるゴールを目指したので、ウサギさんより先にゴールに到達した。

　松阪市民病院の経営改善に向けた取り組みも同じで、近隣の病院を相手にするのではなく、「医療の質」を向上させることを病院のビジョンにし、いつの日にか全国の病院から注目されるような病院になることを目標にしてやってきました。

解釈３：控え目であるが、なかなかの策略家であったカメさん！

　カメさんは、自分のはるか先のほうにいるウサギさんの姿を知っていたが、ウサギさんが途中で昼寝しているのを横にみて、そのままウサギさんを起こさないようにして、マイペースでゴールに向かった。ウサギさんから「もし途中で昼寝をしていたら、お願いだから起こして」と頼まれていたわけでもないので、あえて余計なことをしなかったのである。そしてウサギさんが寝ている間にゴールに到達したのだ。ウサギさんはさぞかし悔しかっただろう。カメさんは策略家かもしれない。

病院経営においても同じで、頼まれもしないことをあえてしないことです。もちろん、病院としてのプライドを捨てて謙虚な姿勢で講演依頼をいただけば、松阪市民病院での取り組みをすべてお話ししています。

　当院で実施している「落ち穂拾い作戦はやわかり講座」にも、近隣の病院からも参加していただき指導させていただいています。

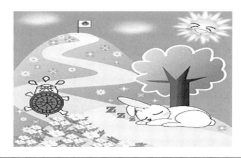

第4章

経営改善の具体的取り組み（2）
～診療報酬制度の正しい理解と実践～

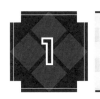

1 外泊についての認識

「入院患者の外泊」は、場合によっては減算になることを医師、看護師は認識しておく必要があります。外泊減算の対象となるのは、すべての外泊ではなく、0〜24時の間のすべての時間を病院外で過ごした場合です。いまだに月曜日の予定手術患者が金曜日に入院し、金曜日の夕方から外泊して日曜日の夕方に帰院するケース（週末の病床稼働率を意識している病院に多く見られる）をよく見かけます。

この場合、土曜日が外泊減算となり、入院基本料が15%に減額、すなわち急性期一般入院料1（7対1）を算定している病院で、入院期間Iでの外泊の場合には「16,500円×0.15＝

図4-1　入院患者の外泊減算に係る算定ルール

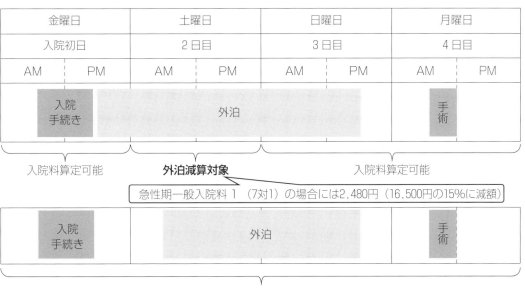

資料提供：GHC社、MWJ、2019.4月号を一部改変

2,480円」に減額となります（図4-1）。いろいろな理由があるとは思いますが、診療科ごとに外泊による年間減算金額を提示することが効果的だと思います。さらに、重症度、医療・看護必要度や平均在院日数に影響することも意識する必要があります。

② 薬剤管理指導料の算定

「薬剤管理指導料」は、病院の経営改善を医療専門のコンサルタントにお願いした場合に取り上げられる重点項目の1つです。薬剤管理指導料の算定を細やかに実施することで「医療の質」が向上し、「経営の質」にも大きく影響を及ぼします。薬剤管理指導料は薬剤師が医師の同意を得て、薬剤管理指導記録に基づき直接服薬指導、その他の薬学的管理指導（処方された薬剤の投与量、投与方法、投与速度、相互作用、重複投薬、配合変化、配合禁忌等に関する確認、ならびに患者の状態を適宜確認することによる効果、副作用等に関する状況把握を含む）を行った場合に週1回に限り算定できるものです。

対象となる薬剤によって、薬剤管理指導料は2種類あります。すなわち、安全管理が必要な医薬品（抗悪性腫瘍薬、免疫抑制剤、不整脈用剤、ジギタリス製剤、抗てんかん剤、血液凝固阻止剤、糖尿病薬剤等）が投薬または注射されている患者に対しては380点、それ以外の患者に対しては325点が算定できることになっています。

2016年度の診療報酬改定で、これまでの「算定する日の間隔は6日以上」が削除され、「1週（診療報酬制度における「1週」とは、日曜日から土曜日）につき1回算定可能」となりました。すなわち、必要であれば10日間の入院でも2回の薬剤管理指導が可能な場合もあります。医師がすべての入院患者を薬剤管理指導の対象とすることをあらかじめ承認しておくなど、病院として取り決めていれば、患者ごとの医師の同意は省略しても差し支えありません。

小児および精神障害患者に対しては、必要に応じて、その家族等に薬剤管理指導を行った場合も算定できることを認識しておくことが重要です。当然、カルテにその旨を記載しなくてはなりません。基本となるのは入院初日から薬剤管理指導を実施する体制づくりです。

現在、DPCを導入している急性期病院の平均在院日数は12.8日ですので、「毎月の薬剤管理指導料の算定件数＝1日入院患者数×2」が標準となります（院外処方を実施している病院）。DPC導入前の2007年度では、当院の薬剤管理指導料の算定件数は月平均347件でした。当時の入院患者数は約250人だったため、月間の目標を月平均500件としました。当院では薬剤師が不足しているにもかかわらず、2019年度は月平均700件超にまで増加し（図4-2）、金額的にも月平均260万円になり（図4-3）、年間で3,000万円にまで増加しました。

診療報酬上の点数は低いものの、退院時薬剤情報管理指導料（90点）の算定も、「医療の

図4−2　薬剤管理指導料の算定件数の推移（毎月の平均件数）

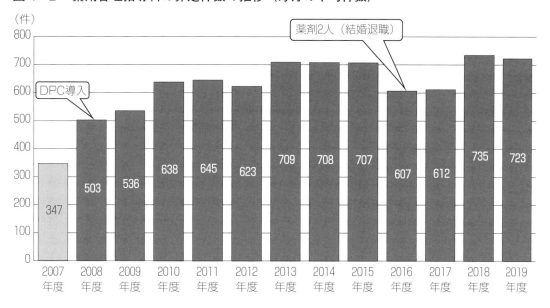

図4−3　薬剤管理指導料の算定金額の推移（毎月の平均金額）

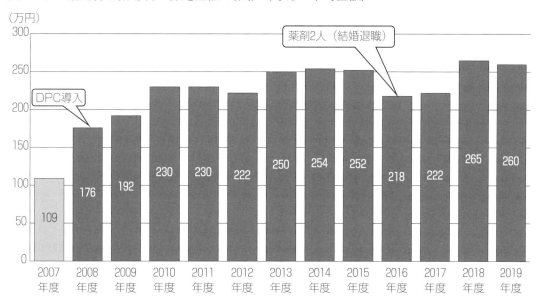

質」を担保する観点から可能な限り算定することが重要です。

　2018年度診療報酬改定にて、短手３の該当患者がDPC算定方式Dになったことにより、これまで包括扱いであった薬剤管理指導料、退院時薬剤情報管理指導料が出来高算定可能となったことも認識する必要があります。当院の算定率は82.8％であり、全国平均の59.3％より高い数値を得ています（図4−4）。算定率が10％以下の病院は、「医療の質」が問われます。

図4-4　D方式のDPC（旧短手3）における薬剤管理指導料の算定率

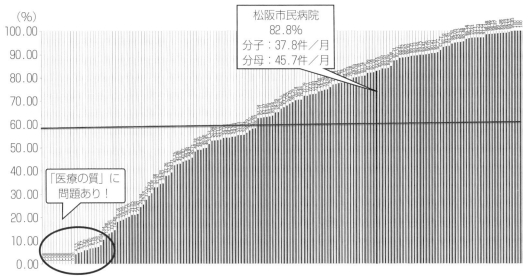

MDV 社の「Medical Code」から

③ 救急医療管理加算の算定

「救急医療管理加算」も薬剤管理指導料とともに大きな効果が期待できる項目ですが、病院によって算定状況は大きく異なります。緊急に入院を必要とする重篤な患者に対して救急医療が行われた場合、入院した日から7日に限り算定可能です。

救急医療管理加算1（1日につき950点）の対象となる患者は、「ア：吐血、喀血又は重篤な脱水で全身状態不良の状態、イ：意識障害又は昏睡、ウ：呼吸不全又は心不全で重篤な状態、エ：急性薬物中毒、オ：ショック、カ：重篤な代謝障害〈肝不全、腎不全、重症糖尿病等〉、キ：広範囲熱傷、ク：外傷、破傷風等で重篤な状態、ケ：緊急手術、緊急カテーテル治療・検査又はt-PA療法を必要とする状態、コ：その他の重症な状態」のいずれかで、医師が診察等の結果、緊急に入院が必要であると認めた重症患者です。算定期間中に継続して重症の状態でなくても算定できる点は十分に認識が必要です。

救急医療管理加算2（1日につき350点）は前述のア～ケ、またはコに順ずる患者で、救急医療管理加算1と同様に、算定期間中に継続して重篤な状態でなくても算定可能です。「重篤な状態」の捉え方は各都道府県によって国保、社保で基準がまちまちである点が問題で、具体的な状況が極めて不明瞭な項目もあります。基本的に独歩入院、経口摂取可能であれば、「重篤な状態」とはいえないと思います。すなわち、整形外科関係では多発外傷でな

い限り、算定できないことが多いように思います。救急医療管理加算2については、三重県では査定が非常に厳しいため、当院では4年前よりごくわずかの症例しか算定していません。

　救急医療管理加算の毎月の算定日数をみると、以前は月平均200日分に至っていませんでしたが、2018年度は月平均755日になり、2019年度はさらに増加して913日になっています（図4-5）。これを金額でみると、2018年度は月平均657万円（図4-6）、年間で約7,800万円になっており、2019年度は過去最高の年間約9,300万円になっています（図4-7）。

　入院患者数は増加していないにもかかわらず、救急医療管理加算算定患者数が増加している要因を考えると、2011年に医事課業務を委託から直営とし、全員、診療情報管理士を配置

図4-5　救急医療管理加算の月平均算定日数

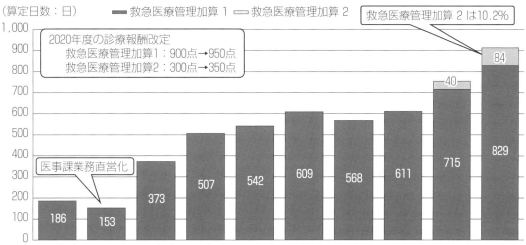

図4-6　救急医療管理加算の月平均算定金額

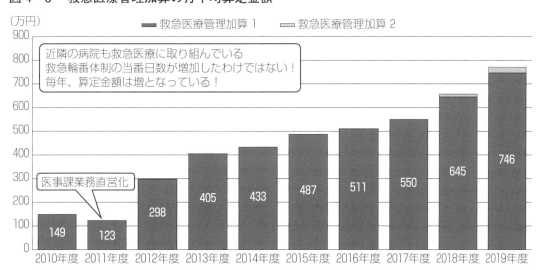

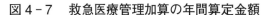

図 4-7　救急医療管理加算の年間算定金額

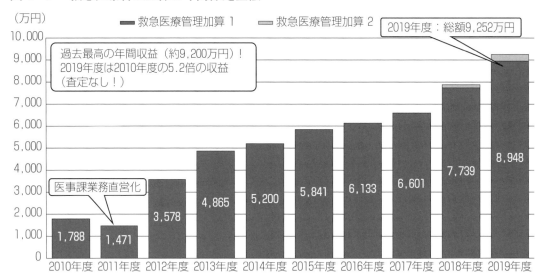

（万円）

■ 救急医療管理加算 1　　■ 救急医療管理加算 2

2019年度：総額9,252万円

過去最高の年間収益（約9,200万円）！
2019年度は2010年度の5.2倍の収益
（査定なし！）

医事課業務直営化

2010年度	2011年度	2012年度	2013年度	2014年度	2015年度	2016年度	2017年度	2018年度	2019年度
1,788	1,471	3,578	4,865	5,200	5,841	6,133	6,601	7,739	8,948

したことで医療の質が向上したこと、さらに医事課職員が算定基準を明確にするために、「救急医療管理加算算定マニュアル」を作成して対応し、算定漏れを是正したことが大きいと思います。また、2015年12月より消化器外科医師が責任者となり、救急車応需率がほぼ100％になっていることも大きな要因だと考えています。医事課の診療情報管理士が厳格な基準で算定しているおかげで、救急医療管理加算の査定は一切ありません。

4　肺血栓塞栓症予防管理料の算定

　肺血栓塞栓症については欧米では古くから認識されていましたが、わが国ではあまり注目されていませんでした。骨盤や下肢の深部静脈内にできた血栓が剥脱し、血流に乗って流れ、肺動脈を閉塞し、最悪の場合は死に至るという病態です。2000年のシドニーオリンピックの際に、長時間のフライト後の若い女性が肺血栓塞栓症で死亡した事故から一躍注目を集めるようになり、その後、わが国でも2004年の新潟中越地震、2011年の東日本大震災、2016年の熊本地震の際に、車中泊など狭い場所で避難生活を送る被災者に本症が発症したことが新聞やテレビで報道され、今では「エコノミー症候群」の名称が一般の人々にも定着しています。

　医療現場においては、手術後の急性肺血栓塞栓症が注目されてきました。2004年にわが国初の本症に対するガイドラインが作成され、同時期に診療報酬に「肺血栓塞栓症予防管理料」が新設されました。すなわち、病院または診療所に入院中の患者であって、肺血栓塞栓症を発症するリスクが高い患者に対して、予防を目的として、必要な機器や材料を用いて計

画的な医学管理を行った場合、当該入院中1回に限り算定可能となるものです（305点）。危険因子がそろうといつでも、どこでも、誰にでも発症する可能性があることを十分に認識すべきです。日本での術後の急性肺血栓塞栓症の発症頻度は、調査にもよりますが、全手術例の0.03～0.09％とされ、各学会からのガイドラインにてリスク判定基準が提示されています。

　当院では全身麻酔で手術を受ける患者に対して術前にリスク判定を各医師が実施し、全症例に弾性ストッキングの着用と間欠的空気圧迫法の併用を実施して予防策を講じています。このうち各学会のガイドラインの中リスク以上の患者に対して、肺血栓塞栓症予防管理料を算定しています。

　DPC導入前の算定件数は月間40件でしたが、2018年度は月間114件と約3倍にまで増加し（図4-8）、その金額も月間約35万円、年間400万円になっています（図4-9）。全身麻酔患者に対する肺血栓塞栓症予防管理料を算定している患者のベンチマーク分析では、当院は87.3％ですが（図4-10）、問題は算定率50％以下の病院があることです。

　もし、手術中に予防策を講じていない症例で、不幸にも術後に肺血栓塞栓症を発症すれば、患者、家族に多大なる損害を与えます。ただし、下肢静脈瘤のある患者は予防策ではなく直ちに治療が必要ですので、全身麻酔にて手術実施患者の100％に肺血栓塞栓症予防管理料が算定できるものではないことも知っておく必要があります。

　全身麻酔にて手術を実施する患者に対して肺血栓塞栓症発症の予防策を講じていても、術後に発症することも認識しています。この原因となる下肢の深部静脈血栓を可能な限り早く発見するために、当院では臨床検査技師が自主的に手術の翌日、土曜日、日曜日、祭日に関係なく全身麻酔で手術を実施した患者に下肢静脈超音波検査を実施しています。

図4-8　肺血栓塞栓症予防管理料算定件数の推移（毎月の月平均件数）

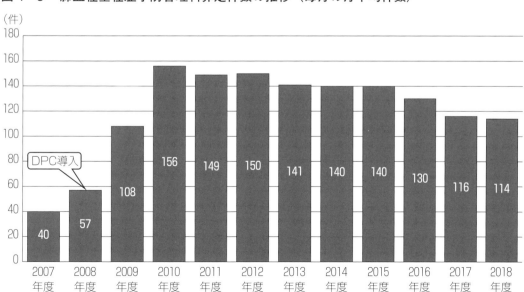

2014年１月１日〜2018年12月31日まで、全身麻酔術後に下肢静脈超音波検査を実施した患者は3,325症例で、このうち下肢深部静脈内に血栓が認められなかった症例は2,343例（70％）、認められた症例は982例（30％）でした。部位的にみると、肺血栓塞栓症を誘発する可能性が高いとされている中枢型が88例（９％）、可能性が低いとされている抹消型が894例（91％）でした。さらに中枢型88例中、特に術後の肺血栓塞栓症を誘発しやすいとされて

図４−９　肺血栓塞栓症予防管理料算定金額の推移（毎月の平均算定金額）

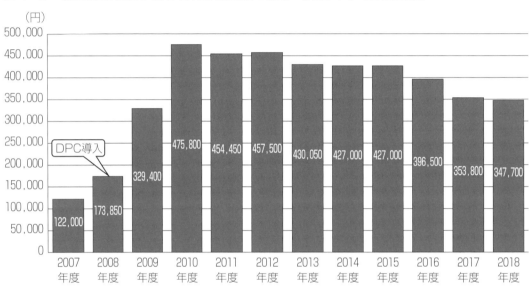

図４−10　肺血栓塞栓症予防管理料算定率のベンチマーク分析（全身麻酔にて手術実施症例）

病院：　　　松阪市民
年月（自）：2019年04月
年月（至）：2019年09月
病院規模：　２：中規模
病院種別：　公立

いる浮遊型が36例（41％）、壁在型が52例（59％）でした。この浮遊型36例については、この所見が発見されれば直ちに主治医に連絡して治療を開始しています。このうち10例に肺血栓塞栓症が併発しました。9例については救命できましたが、残念ながら1人は不幸な転機をたどっています。

　手術から術後のリハビリテーション開始までの期間をみてみると、中枢型深部静脈血栓の認められなかった症例は平均1.3日でしたが、認められた症例は平均2.1日であり、0.8日の差が認められました。臨床検査技師が手術翌日の下肢静脈超音波検査を実施し、深部静脈血栓の有無、部位、形態を確認することで、より安全な早期離床、リハビリテーションの開始に貢献できると考えています。

　DPC 導入病院に入院している患者の病棟での超音波検査は包括扱いとなり医業収益にはなりませんが、当院では医療の質を高めるために、臨床検査技師のこのような対応を積極的に支援しています。今、全国で猛威を振るっている新型コロナウイルス感染と同様に、術後の肺血栓塞栓症については、たとえ予防策を講じていても、いつでも、どこの病院でも、どの年齢層でも発症することを認識し、術前に家族にも説明する必要があります。

⑤ 特別食加算、入院栄養食事指導料の算定

　一昔前の栄養部門といえば、患者への食事提供が主たる業務というイメージが強かったように思います。しかしながら、生活習慣病の増加や入院患者の高齢者割合の増加などで、栄養管理や退院後に食生活の指導が必要な患者が増加しており、医療における管理栄養士の関わりが重要視されてきています。

　DPC 導入病院の入院患者の持参薬の状況をみたDPC 評価分科会の資料によれば、糖尿病用剤を服用中の患者は44.2％、脂質異常に対する薬剤を服用中の患者は40.9％という結果でした（図4 -11）。つまり、特別食提供に該当する患者が、どこの病院でも少なくとも40％はいることになります。当院でも特別食の提供割合40％を目標値にしていますが、残念ながらいまだ約32％であり、目標を達成できていません（図4 -12）。

　当院の診療科ごとの特別食提供割合をみると、呼吸器内科での算定率が15〜20％と特に低いことが目立ちます。当院では呼吸器内科の入院患者が約半数を占めており、さらに三重県下における病院の中で最も肺がん患者の入院が多いという特徴があります。ただ、呼吸器内科での算定率が低い背景には、肺がん患者に対しては、たとえ特別食に該当する場合でも「残り少ない人生、好きな味付けで、好みの食事を提供してあげたい」という呼吸器センター長の考えがあり、単に副傷病だけで機械的に特別食を提供しているわけではないことも評価したいと思います。

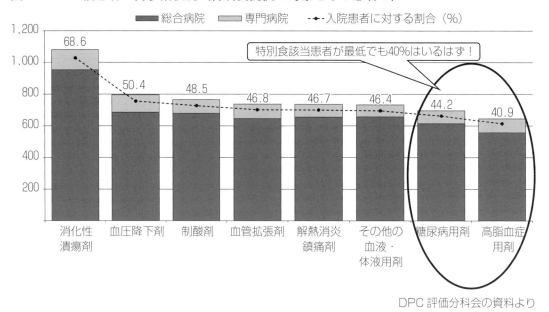

図4-11　入院患者の持参薬状況（特別食提供の対象となる患者！）

特別食該当患者が最低でも40%はいるはず！

DPC評価分科会の資料より

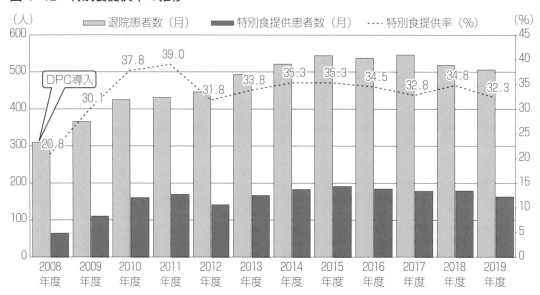

図4-12　特別食提供率の推移

　一般的には主病名のほかに糖尿病、高脂血症の病名がある場合、特別食の提供率が70%以下であれば、医師、看護師、薬剤師、管理栄養士のチーム医療がうまく機能していないことになりますので注意してください。当院での特別食提供率は、糖尿病合併患者で76.4%、脂質異常症合併患者で80.0%です。

　当院の管理栄養士は現在8人で、入院患者を中心に栄養食事指導を行っています。薬剤管理指導とは異なり、管理栄養士の判断のみで行動はできず、必ず医師の判断に基づく必要が

図4 -13　入院栄養食事指導算定率の推移

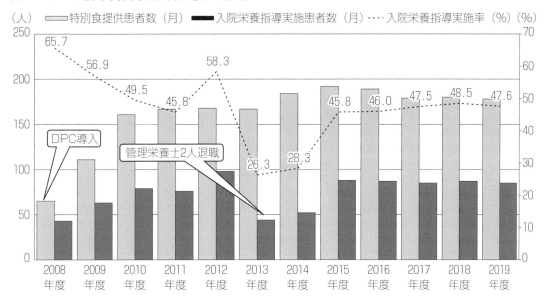

（人）　■ 特別食提供患者数（月）　■ 入院栄養指導実施患者数（月）　‥‥‥ 入院栄養指導実施率（%）（%）

あります。当院の特別食提供患者に対する入院栄養食事指導料の算定率は、管理栄養士が突
然 2 人退職した2013年は26.3％まで下降しましたが、現在は47.6％にまで復活しました（図
4 -13）。

　特別食提供患者に対する入院栄養食事指導実施率は、全国の病院のベンチマーク分析によ
れば平均28.9％であり、20％に満たない病院も存在します。「医療の質」のみならず「経営
の質」の低さは明瞭で、医師、看護師、薬剤師、管理栄養士の意識改革が必要です。当院で
は管理栄養士 8 人中 3 人が入院栄養食事指導を、ほかの 5 人が献立などその他の業務を担当
しています。

　入院栄養食事指導を主たる業務とするのか、献立作成などその他の業務を主たる業務とす
るのかは、個々の管理栄養士の性格・特性をみて担当を決めると効率よく働けると思いま
す。

　2016年度の診療報酬改定で、入院栄養食事指導に関して、これまでの15分以上130点が、
初回は30分以上260点、 2 回目は20分以上200点と大きく変更されました。また、2018年度改
定では、これまで生活習慣病に特化していた栄養指導の対象が広がり、特別食が提供されて
いなくても、がん患者、摂食機能または嚥下機能が低下した患者、低栄養にある患者に対し
ても算定可能になりました。

　当院では特別食が提供されていない患者に対して医師の協力のもと積極的に取り組み、が
ん患者、低栄養にある患者の入院栄養食事指導料の算定件数が、月平均110件にまで増加し
ています（図 4 -14）。毎月の入院栄養食事指導料の算定件数は、2008年度の108件から2019
年度は月平均207件にまで増加し、金額的にも月平均約52万円になりました（図 4 -15）。

図4-14　特別食なしの入院栄養食事指導料の算定件数（月平均件数）

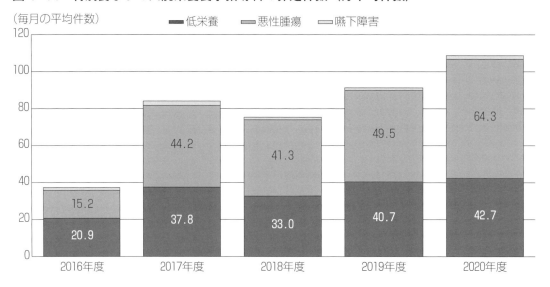

図4-15　毎月の入院栄養食事指導料の算定件数と金額の推移

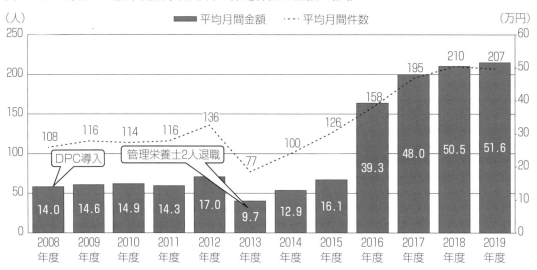

2016年度の診療報酬改定で点数が2倍になっていますので、2015年度と2016年度を比較して、入院栄養食事指導料の算定金額が2倍になっていない病院は、管理栄養士の努力不足と考えられます（管理栄養士の人数が同じ場合）。

　2019年度の全国自治体病院協議会栄養部会のアンケート調査によれば、病床規模に関係なく栄養食事指導件数は増加しており、管理栄養士1人当たりの栄養食事指導件数も、入院・外来を合わせると年間実施件数は平均270件と増加していることがうかがえます。特に、500床以上の病院では年々増加傾向にあり、2016年度は202件となっています。当院における2017年度の管理栄養士1人当たりの年間入院栄養食事指導の件数は240件であり、これは管

理栄養士を中心に取り組んだ努力の賜物です。

　近い将来、管理栄養士の病棟配置が評価される時代が到来するでしょう。管理栄養士の増員を計画し、各人が担当病棟を持って業務をしていくことが重要なポントです。現在、当院では1人の管理栄養士が2病棟を担当し、入院栄養食事指導を実施しています。

❻ リハビリテーションの充実

　リハビリテーション部門は近年の診療報酬の見直しにより、大きく変わってきているところです。入院患者の高齢化や平均在院日数の短縮化などの流れの中で、急性期病院こそ、より早期からリハビリテーションを行い、在宅復帰につなげることが必要とされる時代になってきています。

　しかしながら、病院の上層部がいまだに「リハビリテーションは慢性期の病院や回復期の病院が実施するもの」という間違った考え方をしている病院もあります。特に大学医学部附属病院、県立中央病院などの大規模病院でしばしば経験します。

　当院のリハビリテーション職員数の推移をみると、2014年度までは11人前後でしたが、急性期病院におけるリハビリテーションの充実を目標に増員を図ったことで、現在27人の体制（理学療法士15人、作業療法士8人、言語聴覚士4人）で運営しています（図4-16）。

　リハビリテーション職員を充実させたおかげで、現在では土・日曜日のリハビリテーションも実施できています。公立病院での土・日曜日リハビリテーション実施率は、他の組織形態の病院に比し低い傾向にあります。公立病院では職員定数の問題もあり、リハビリテーション職員の増員は困難なことも多いと思いますが、「医療の質」を担保するためにも人員の確保は重要です。当院では2019年度の年末・年始も毎日5人で体制を組み、患者、家族からも好評でした。2020年7月、9月の4連休も連日7～9人の体制で対応しました。

　さらに、毎月のリハビリテーション総合計画評価料の件数も、2019年度はこれまでで最高の月373件にまで増加し、金額的にも毎月約112万円となり、年間では過去最高の約1,300万円になりました（図4-17）。

　入院中リハビリテーション実施症例におけるリハビリテーション総合計画評価料のベンチマーク分析によれば、全国の平均は74.2%ですが、当院は96.4%に実施しています（図4-18）。

　リハビリテーションによる収益も、2007年度は月額約500万円でしたが、2019年度は月額約2,280万円に増えています（図4-19）。リハビリテーションによる医業収益は、2018年度はこれまでで最高の年間2億6,000万円超になりました。明らかに「医療の質」の向上が「経営の質」の向上と密接に関係していることを証明しています。さらに今後は、リハビリ

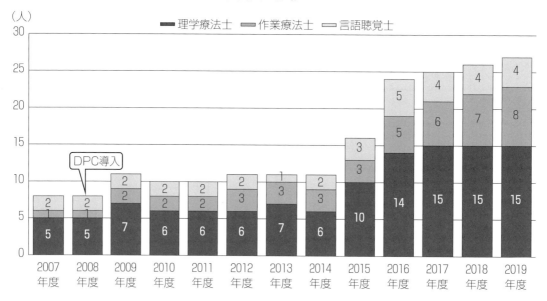

図4-16　当院のリハビリテーション職員数の推移

（人）
■ 理学療法士　■ 作業療法士　□ 言語聴覚士

DPC導入

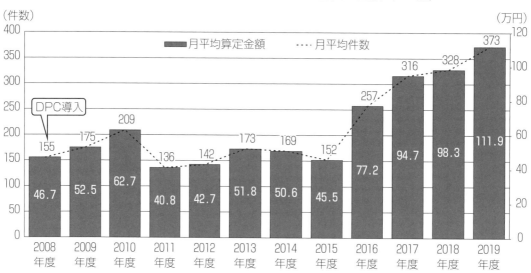

図4-17　毎月のリハビリテーション総合計画評価料の件数と金額（300点）

（件数）　　　　　　　　　　　　　　　　　　　　　　　　　　（万円）

■ 月平均算定金額　　⋯⋯ 月平均件数

DPC導入

テーション実施前後における効果判定を取り入れることが重要です。現状のような「効果の
ある・なし」にかかわらず、点数がいただける時代の終焉もそう時間はかからないと思いま
す。

図4-18 リハビリ実施症例における退院時リハビリテーション総合計画評価料（300点）の算定率

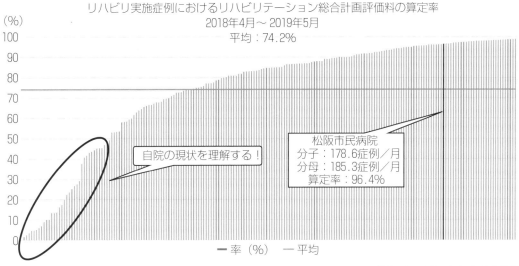

「Medical Code」からの資料

図4-19 リハビリテーションによる月間の医業収益

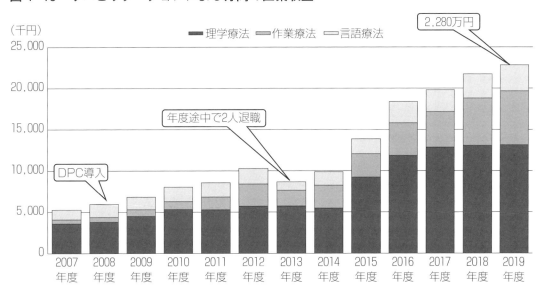

 退院時リハビリテーション指導料の算定

　退院時リハビリテーション指導料（300点）は、入院患者の退院に際し、患者の病状や患者宅の家屋構造、介護力等を考慮しながら、退院後の患者の看護に当たるものに対して、リ

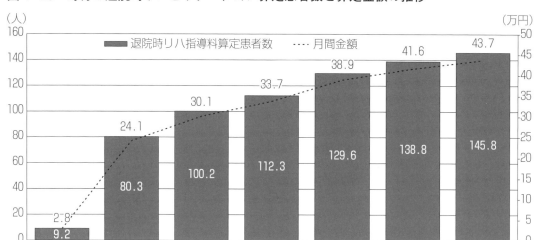

図 4 -20　毎月の退院時リハビリテーション算定患者数と算定金額の推移

ハビリテーションの観点から退院後の療養上必要と考えられる指導を行った場合、退院日に
1回に限り算定が可能です。リハビリテーションを担当した医師以外にも、医師の指示を受
けて理学療法士、作業療法士、言語聴覚士が看護師、保健師、社会福祉士とともに指導を
行った場合にも算定できます。

　三重県では、入院中にリハビリテーションを実施した患者しか算定できないことになって
います。突然に退院が決まる場合や高齢患者の場合、家族が退院時に来ない場合もあり、
100％算定するのはかなり難しいものの、2013年度はリハビリ実施患者の月9.2人（12.5％）
にしか算定していなかったのが、リハビリテーション職員をはじめコメディカル職員の意識
改革により、現在は145.8人（ほぼ100％）に算定できるまでに増えました。退院時リハビリ
テーション指導料算定患者数も年々増加し、2019年度は金額的にも月43.7万円になり、年間
約500万円になっています（図 4 -20）。

❽ 摂食機能療法の算定

　摂食機能療法（185点）は、摂食機能障害を有する患者に対して医師または歯科医師、も
しくは医師または歯科医師の指示のもとに言語聴覚士、看護師、歯科衛生士、理学療法士、
作業療法士が1回につき30分以上の訓練指導を行った場合に算定可能です。

　医科で算定する場合には、①発達遅延、顎切除および舌切除または脳血管疾患等による後
遺症による摂食障害、②内視鏡下嚥下機能障害または嚥下造影により他覚的に嚥下機能が確
認でき、摂食機能療法の有効性が期待できるものが対象となります。一方、歯科・口腔外科
を標榜している病院では、歯科・口腔外科を受診した患者に「摂食機能障害」の病名があれ

図 4 -21　毎月の摂食機能療法算定件数と金額

（回）　　■ 月平均摂食機能療法件数　　…… 月平均摂食機能療法算定金額　　（万円）

年度	2008	2009	2010	2011	2012	2013	2014	2015	2016	2017	2018	2019
件数	43	16	70	62	120	82	260	366	360	313	246	185
金額	7.9	2.9	12.9	11.5	22.1	15.1	49.1	67.7	66.6	57.9	45.4	34.2

（2008年度：DPC導入）

ば対象となる点も考慮しておくとよいでしょう。

　当院では医科で対象となる症例は医科で、医科では対象とならないものの摂食機能障害がある患者の場合は歯科・口腔外科を受診してもらい、歯科で算定するようにしています。

　摂食機能療法の毎月の算定件数をみると、言語聴覚士を増員し、さらに摂食機能障害のある患者を歯科にて算定するようにした結果、2014年度は大幅に増加して月平均260件になり、その後も増加して毎月360件を超えるようになりましたが、その後は減少傾向にあります（図 4 -21）。これはリハビリテーション職員からの提案で、患者によっては「廃用症候群リハビリテーション料」で算定したほうが経営的に有利であることに気づいたからです。すなわち「廃用症候群リハビリテーション料」では 1 日180点のほかに、初期加算45点（14日間）、早期リハビリテーション加算30点（30日）が算定可能です。

❾ 周術期等口腔機能管理料の算定

　私たちの口腔内には多くの細菌が存在しており、全身麻酔の際に気管内チューブを挿入することで口腔内の細菌を肺に押し込め、術後に肺炎や気管支炎を併発させる危険性があります。これを予防するには術前から口腔内を清潔に保つことが必要です。また、がんに対する化学療法や放射線療法、骨髄移植では口内炎が副作用として出現することがありますが、治療前に口腔ケアを実施することで口内炎の発生を抑えることが可能です。

　周術期等口腔機能管理はこのように、全身麻酔での手術後の誤嚥性肺炎等やがんに対する化学療法、放射線療法の患者の口内炎等の合併症を軽減させる目的で、2012年 4 月の歯科の診療報酬改定で新設されたもので、患者の入院前から退院後を含めて歯科医師、歯科衛生士

第 4 章　経営改善の具体的取り組み（ 2 ）　　77

が口腔ケアを実施した場合に算定することができます。

　具体的には、周術期等における一連の口腔機能の管理計画策定を評価する「周術期等口腔機能管理計画策定料」（300点）、主に入院前後の口腔機能の管理を評価する「周術期等口腔機能管理料（Ⅰ）」（手術前280点、手術後190点）、入院中の口腔機能を管理する「周術期等口腔機能管理料（Ⅱ）」（手術前500点、手術後300点）、がんの化学療法、放射線療法または緩和ケアを実施する患者（予定している患者も含む）の口腔機能を管理する「周術期等口腔機能管理料（Ⅲ）」（200点）があります。

　「周術期等口腔機能管理料（Ⅰ）」の「手術後」とは術後３カ月以内に３回まで、「周術期等口腔機能管理料（Ⅱ）」の「手術後」とは術後３カ月以内に２回までを限度として算定可能です。また、周術期等における入院中の患者に対する歯科衛生士の専門的口腔衛生活動を評価する「周術期等専門的口腔衛生処置」（１：92点、２：100点）、さらに医科にて周術期等口腔機能管理後に手術を実施した場合の「周術期口腔機能管理後手術加算」（200点）も算定可能であり、各項目の点数も対象患者も診療報酬改定ごとに見直され、増加・拡大傾向にあります（図４-22）。

　現在、対象となる手術は頭頸部領域、呼吸器領域、消化器領域の悪性腫瘍の手術、心臓血管外科の手術、人工関節置換術等の整形外科の手術、臓器移植手術、造血幹細胞移植手術、脳卒中に対する手術です。患者の原疾患よりも全身麻酔が術後の誤嚥性肺炎の原因と考えられるので、近い将来、全身麻酔で手術を実施するすべての患者が対象になると考えていま

図４-22　周術期における口腔機能管理のイメージ（医科で手術の場合）

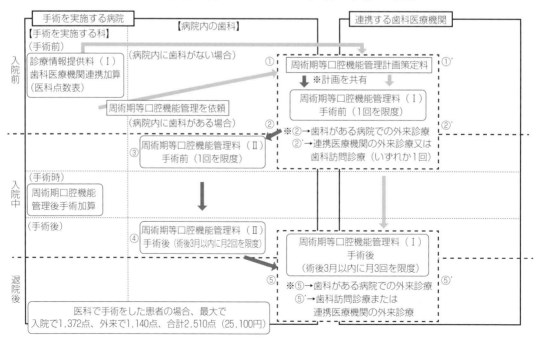

す。すでに現時点でも、都道府県によっては「全身麻酔にて手術を実施する患者全例で、周術期等口腔機能管理料を算定可能」としているところもあります。

　当院の歯科・口腔外科は医師3人、歯科衛生士9人で構成されており、「周術期口腔ケア外来」の診察室を別個に開設し、術前・術後の対応を行っています。病院の規模からみても当院の歯科衛生士の人数は多いと思います。2019年「病院経営戦略セミナー」参加病院の中で、100床当たりの歯科衛生士数は平均1.1人であり、当院は2.74人と多くを配置していることがわかります（図4-23）。全身麻酔での手術が確定すると歯科・口腔外科を受診し、悪性腫瘍患者のみに限定して周術期等口腔機能管理料を算定しています。

　周術期等口腔機能管理実施後の効果判定についても検討していくことが重要です。多くの施設から「術後肺炎の発症率が低下した」という報告がありますが、当院の呼吸器内科医師から、胸部レントゲン撮影写真や胸部CT写真では、読影の際に「肺炎と診断する医師と肺炎ではないと診断する医師で誤嚥性肺炎の診断率に差が出る」との指摘があり、緊急手術や明らかに手術に起因する合併症例を除き、術後38度以上の発熱の有無で検討しています。周術期等口腔ケアの実施割合が高くなるにつれ、38度以上の発熱患者の割合が激減し（図4-24）、周術期等口腔機能管理の有用性が明らかになりました。

　さらに医科で手術を実施し、診療報酬で認められている項目をすべて算定した場合、算定金額を合計すると入院で1,372点、外来で1,170点、合計2,540点（25,400円）となることから、「医療の質」のみならず経営的な観点からも重要です。この周術期等口腔機能管理による当院の診療報酬での算定金額も年々増加し、2019年度は月額約465万円（年間約5,500万円）になっています（図4-25）。

図4-23　歯科標榜病院における歯科衛生士の人数（「病院経営戦略セミナー」（2019年）に参加した64病院中、100床当たり0.8人以上配置の病院）

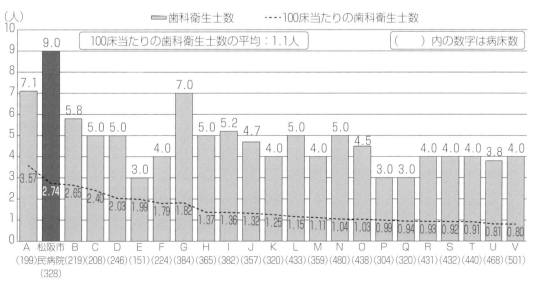

図4-24　周術期等口腔ケア実施率と術後の発熱状況

検証条件…外科・呼吸器外科全身麻酔手術症例　　　　　　（緊急手術、明らかな外科的術後合併症症例は除く）

検証年月	周術期等口腔ケア実施率	症例件数	38℃以上発熱 1～2日	38℃以上発熱 3日以上
2008年4月～ 2009年3月	約0%	169	28 (16.6%)	4 (2.4%)
2010年4月～ 2011年3月	約50%	339	49 (14.5%)	4 (1.2%)
2012年4月～ 2013年3月	約90%	386	48 (12.4%)	5 (1.3%)
2013年4月～ 2014年3月	約100%	333	37 (11.1%)	3 (0.9%)

図4-25　周術期等口腔機能管理による算定金額（月額）

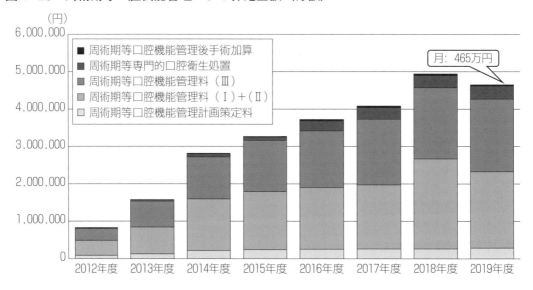

当院の悪性腫瘍による「周術期口腔機能管理後手術加算」の算定率は、病院経営支援システム「Medical Code」の「みんなの指標」によるベンチマーク分析で97.5%と、全国のトップレベルに位置しています（図4-26）。このような取り組みがいろいろな雑誌で取り上げられているので各病院から問い合わせや見学があり、歯科衛生士が具体的な取り組みを説明しています。

周術期等口腔機能管理は患者・家族はもとより全身麻酔を担当する麻酔科医も、病棟の看護師も、経営的な観点からみて院長からも評価が得られている非常に重要な項目です。にもかかわらず、歯科・口腔外科を標榜している病院で、いまだに実施していない病院が多いのは残念です。さらに歯科・口腔外科を標榜していない病院も無関心でいるのではなく、「医療の質」を担保していくためにも地域の歯科医師会と連携を密にし、実施していってほしい

図 4 -26　悪性腫瘍手術症例における周術期口腔機能管理後手術加算の算定率

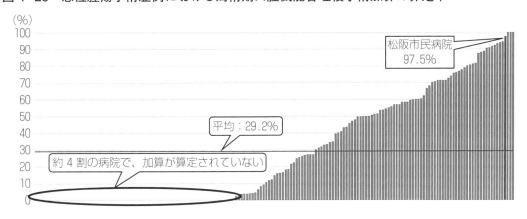

と思います。

　近い将来、病棟歯科衛生士配置加算が誕生することを予測し、今から歯科衛生士の増員が必要です。ただ、現在でも大学病院の本院ですら歯科・口腔外科を標榜していない病院があり、大きな問題です。

 入退院支援加算の算定

　この項目は、診療報酬では比較的歴史の浅い項目ですが、最近の入院患者の状況からみても重要なものであり、国の重点項目の一つです。退院困難な要因を持つ患者に対して、早期に住み慣れた地域での療養や生活を継続できるように施設間の連携を推進したうえで、患者の入退院支援を行うことを評価した加算です。2018年度の診療報酬改定で、これまでの「退院支援加算」から「入退院支援加算」に名称が改められ、「小児加算」、「入院時支援加算」が新設されました。

　入退院支援加算1（退院時1回、600点）の算定要件は、①入院後3日以内に退院患者を抽出、②急性期一般入院基本料等では入院後7日以内に患者・家族と病状や退院後の生活も含めた話し合いを行う、③入院後7日以内に退院支援計画の作成に着手、④入院後7日以内に関係職種による共同カンファレンスの実施——などです。

　退院困難な要因とは、「ア．悪性腫瘍、認知症、または誤嚥性肺炎等の急性呼吸器感染症患者、イ．緊急入院患者、ウ．要介護状態であるとの疑いがあるものの要介護認定未申請患者、エ．家族または同居者から虐待を受けている、またはその疑いのある患者、オ．生活困窮者、カ．入院前に比べADLが低下し、退院後の生活様式の再編が必要な患者、キ．排泄に介助の必要な患者、ク．同居者の有無に関わらず、必要な養育または介護を十分に提供できる状況にない患者、ケ．退院後に医療処置の必要な患者、コ．入退院を繰り返す患者、

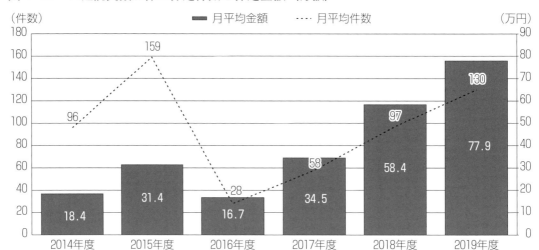

図 4 -27　入退院支援加算の算定件数と算定金額（月額）

（件数）　　　　　　　■ 月平均金額　　⋯⋯ 月平均件数　　　　　　（万円）

サ．その他、アからコまでに準ずる患者」とされています。

　病院経営支援システム「Medical Code」の「みんなの指標」によれば、旧短期滞在手術等基本料 3 該当者と死亡症例を除くと、毎月退院患者の約25％が該当すると思われます。当院では2016年度診療報酬改定の前に、退院支援加算に慣れた看護師長の配置換えを実施したことで大きく算定件数が低下しましたが、最近では目標としている毎月の退院支援件数100件をはるかに超え、2019年度は月平均130件となりました。算定金額も月平均約78万円とこれまでの最高になり、年間で過去最高の約900万円になりました（図 4 -27）。

　入退院支援部門の看護師長と社会福祉士、さらに各病棟で退院支援に協力していただいている看護師の努力の賜物です。ポイントは、病院として退院支援の重要性を認識すること、責任者となる看護師長はエース級を配置すること、入院後 7 日以内に患者・家族との話し合いの機会をどのようにして持つか、ということでしょう。入院時は患者とともに家族も来院することが多いので、退院困難な患者かどうかは別にして、入院の際に話し合いをしておくのも 1 つの考え方です。

診療情報提供料・退院時診療状況添付加算

　他の病院や診療所に患者を紹介すると、診療情報提供料として250点の算定が可能です。紹介していただいた患者に対する経過等を100％報告するのは当然の決まりとして、病院で決めておくことが基本で、さらに検査結果等を添付すると、退院時診療状況添付加算として200点が算定可能です。

　ただし、検査結果を退院時の報告の文書に医師が明記しても加算の対象にはならず、あく

図4-28 退院時診療状況添付加算の算定金額（月額）と算定率

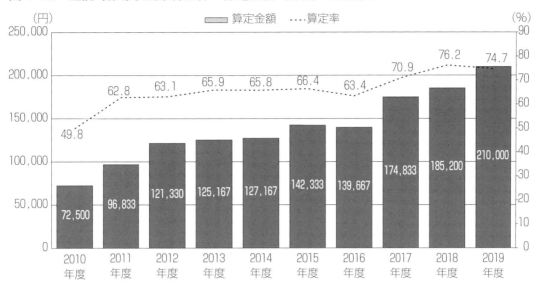

図4-29 診療情報提供料1算定時の退院時診療状況添付加算の算定率

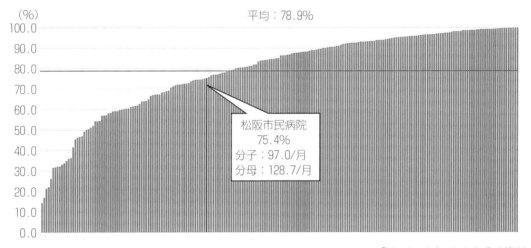

「Medical Code」からの資料

までも報告書の現物、検査結果の報告書を添付することがポイントです。医師でも認識していないことがあるため、当院では医事課の診療情報管理士が添付加算漏れの多い医師に対してその都度個別にお願いし、最近では74.7％、算定金額にして21万円ですが（図4-28）、現時点でも全国平均の78.9％より低いため、80％を目標に努力しています（図4-29）。

図4 -30　院内感染防止措置加算（手術の通則11）の算定件数（月）と算定割合

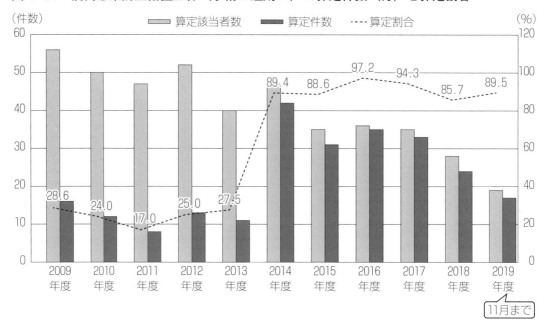

12　院内感染防止措置加算（「手術」の通則11）の算定

　院内感染防止措置加算（1,000点）は、メチシリン耐性黄色ブドウ球菌（MRSA）感染症患者、B型肝炎患者、C型肝炎患者、結核患者に対してマスクまたは気管内挿管による全身麻酔、硬膜外麻酔、脊椎麻酔による手術を実施した場合に算定できるものです。手術室の看護師と医事課職員（当院では診療情報管理士）が意識することがポイントです。

　当院も2013年度まで算定率は30％未満でしたが、手術室の看護師、医事課職員の努力により最近では90％まで算定率が上昇し、算定金額も年間16万円から33万円に増加しました（図4 -30）。金額的にはわずかですが、医師に負担をかけることなくコストもかからないため無視してはいけません。

13　認知症ケア加算の算定

　2016年度の診療報酬改定で、身体疾患のために入院した認知症高齢者への病棟での取り組みや多職種チームによる介入が評価され、認知症ケア加算が新設されました。診療報酬制度の中では比較的歴史の浅い項目です。

図 4 -31　認知症ケア加算の見直し

【認知症ケア加算の見直し】

➤ 質の高い認知症ケアを提供する観点から、認知症ケア加算について、評価体系及び要件の見直しを行う。

現行			改定後		
認知症ケア加算1	イ 150点	ロ 30点	認知症ケア加算1	イ 160点	ロ 30点
認知症ケア加算2	イ 30点	ロ 10点	認知症ケア加算2	イ 100点	ロ 25点
			認知症ケア加算3	イ 40点	ロ 10点

イ 14日以内の期間
ロ 15日以内の期間
※ 身体的拘束を実施した日は100分の60に相当する点数を算定

① 専任の医師又は専門性の高い看護師を配置した場合の評価として、認知症ケア加算2を新設する。

改定後
[認知症ケア加算2の施設基準]
・認知症患者の診療に十分な経験を有する専任の常勤医師又は認知症患者の看護に従事した経験を5年以上有する研修を修了した専任の常勤看護師を配置（※経験や研修の要件は加算1と同様）
・原則として、全ての病棟に、研修を受けた看護師を3名以上配置（※研修の要件は加算3と同様）
・上記専任の医師又は看護師が、認知症ケアの実施状況を把握・助言等

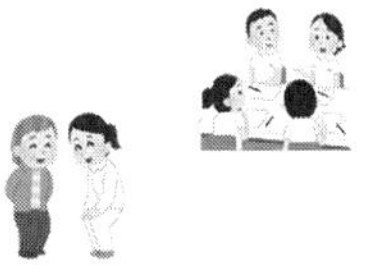

② 認知症ケア加算3（現・加算2）について、研修を受けた看護師の病棟配置数を3名以上に増やす。

現行	改定後
[認知症ケア加算2の施設基準] ・認知症患者のアセスメント方法等に係る適切な研修（9時間以上）を受けた看護師を複数名配置	[認知症ケア加算3の施設基準] ・認知症患者のアセスメント方法等に係る適切な研修（9時間以上）を受けた看護師を3名以上配置 ※ただし、3名のうち1名は、当該研修を受けた看護師が行う院内研修の受講で差し支えない。

③ 認知症ケア加算1について、医師及び看護師に係る要件を緩和する。

現行	改定後
[認知症ケア加算1の施設基準] ・認知症ケアチームを設置 ア　専任の常勤医師 　（精神科又は神経内科の経験5年以上） イ　専任の常勤看護師 　（経験5年＋600時間以上の研修修了） ※ 16時間以上チームの業務に従事 ウ　専任の常勤社会福祉士又は精神保健福祉士	[認知症ケア加算1の施設基準] ・認知症ケアチームを設置 ア　専任の常勤医師 　（精神科又は神経内科の経験3年以上） イ　専任の常勤看護師 　（経験5年＋600時間以上の研修修了） ※ 原則16時間以上チームの業務に従事 ウ　専任の常勤社会福祉士又は精神保健福祉士

図 4 -32　認知症ケア加算の主な要件

		認知症ケア加算1	（新）認知症ケア加算2	認知症ケア加算3
		認知症ケアチームによる取組を評価	専任の医師又は専門性の高い看護師による取組を評価	研修を受けた病棟看護師による取組を評価
点数※1		イ 160点　ロ 30点	イ 100点　ロ 25点	イ 40点　ロ 10点
算定対象		認知症高齢者の日常生活自立度判定基準ランクⅢ以上の患者（重度の意識障害のある者を除く）		
主な算定要件	身体的拘束	身体的拘束を必要としないよう環境を整える、身体拘束をするかどうかは複数の職員で検討する、やむを得ず実施する場合は早期解除に努める等		
	ケア実施等	認知症ケアチームと連携し、病棟職員全体で実施	病棟の看護師等が実施	病棟の看護師等が実施
	専任の職員の活動	認知症ケアチームが、 ・カンファレンス（週1回程度） ・病棟巡回（週1回以上） ・認知症ケアの実施状況把握・病棟職員へ助言	専任の医師又は看護師が、 ・定期的に認知症ケアの実施状況把握 ・病棟職員へ助言	―
主な施設基準	専任の職員の配置	認知症ケアチームを設置 ・専任の常勤医師（精神科・神経内科3年又は研修修了） ・専任の常勤看護師（経験5年かつ600時間以上の研修修了）※2 　… 原則週16時間以上、チームの業務に従事 ・専任の常勤社会福祉士又は精神保健福祉士	いずれかを配置 ・専任の常勤医師（精神科・神経内科3年又は研修修了） ・専任の常勤看護師（経験5年かつ600時間以上の研修修了）	―
	病棟職員	認知症患者に関わる全ての病棟の看護師等が、認知症ケアチームによる院内研修又は院外研修を受講	全ての病棟に、9時間以上の研修を修了した看護師を3名以上配置（うち1名は院内研修で可）	
	マニュアルの作成・活用	認知症ケアチームがマニュアルを作成	専任の医師又は看護師を中心に、マニュアルを作成	マニュアルを作成
	院内研修	認知症ケアチームが定期的に研修を実施	専任の医師又は看護師を中心に、年1回は研修や事例検討会等を実施	研修を修了した看護師を中心に、年1回は研修や事例検討会等を実施

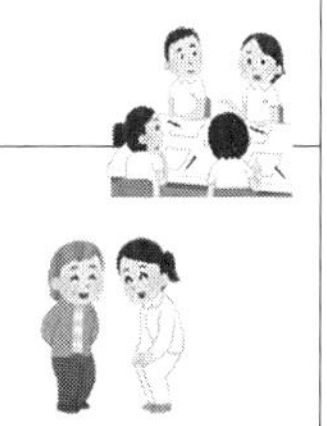

※ 1 イ：14日以内の期間、ロ：15日以上の期間（身体的拘束を実施した日は100分の60に相当する点数を算定）
※ 2 認知症ケア加算1の専任の常勤看護師の研修は以下のとおり。
① 日本看護協会認定看護師教育課程「認知症看護」の研修　② 日本看護協会が認定している看護系大学院の「老人看護」及び「精神看護」の専門看護師教育課程
③ 日本精神科看護協会が認定している「精神科認定看護師」（認定証が発行されている者に限る）

厚労省から公表されている資料によれば、認知症患者は2025年度までに約730万人、2040年度までに約953万人、2060年度までに約1,154万人と、時代とともに増加することが予測されています。今後、病院としては増加が予測される認知症患者への対応が重要課題となり、それを診療報酬制度でも評価したのです。

　2020年度の診療報酬改定で、認知症ケア加算は評価体系および要件の見直しにより、これまでの2つのグループから3つのグループに分類されたことで（図4-31、4-32）、大幅な増収が期待できます（図4-33）。

　ポイントは、施設基準をクリアすることで、点数の高い認知症ケア加算が算定できる点です。当院も人材の点から「認知症ケアチーム」を組めないため、現在は認知症ケア加算2を

図4-33　認知症ケア加算2の月平均算定日数と算定金額

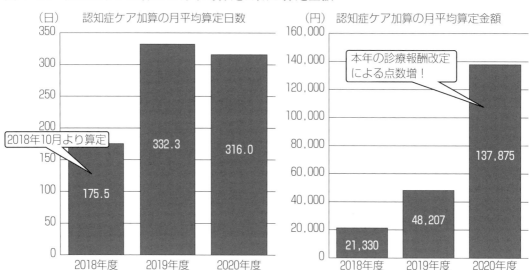

図4-34　認知症薬処方症例の認知症ケア加算の算定率

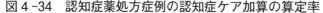
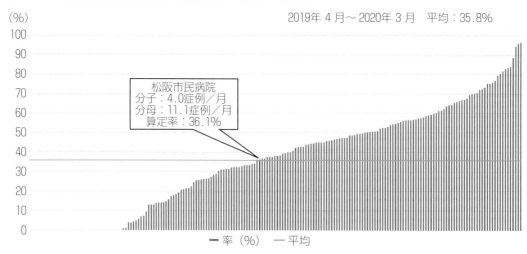

算定しています。ベンチマーク分析を実施して、自院の立ち位置を認識することで対応策が可能となります。

　図4-34は、病院経営支援システム「Medical Code」の「みんなの指標」を用いて、認知症治療薬（アリセプト、メマリー、レミニール、イクセロン、およびこれらの後発薬品）服用中の入院患者を分母に、認知症ケア加算算定件数を分子として算定率を算出したものです。80％以上の算定率の病院から0％までさまざまで（全国平均の算定率は35.8％）、当院は36.1％でした。このような認知症治療薬服用中の患者だけでも、もう少し認知症ケア加算の算定率を高めていきたいと考えています。さらに、診療科ごとの算定率を経時的に確認していくと、改善策がより明白に見いだせると思います。

病院経営の基本となる A、B、C
当たり前のことを（A）、バカにしないで（B）、ちゃんとする（C）

　私は各病院での講演会では、病院経営の基本となる A、B、C、すなわち「当たり前のことを（A）、バカにしないで（B）、ちゃんとする（C）」をお話ししています。受験生のご子息をお持ちのご家庭では、お子さんは大学受験を目指して学校、家庭教師、受験予備校で毎日勉強されていると思います。しかし、基本となる高校での教科書を徹底的に勉強すれば、そこそこの大学に合格できるのではないかと考えています。教科書をないがしろにして、すなわち基本を無視して家庭教師や予備校に頼っても意味がないように思います。

　病院経営も同様で、基本となる診療報酬制度と DPC を正しく理解し実践し継続していない病院が多くみられます。逆に、病院経営で素晴らしい実績を残している病院は、基本となる取り組みを継続させ、病院の文化として根付かせているのです。一朝一夕に達成できるものではありませんが、考えようによってはどの病院でも可能な取り組みだと思います。

　どの病院でも「当たり前のことを（A）、バカにしないで（B）、ちゃんとする（C）」を基本原則としてください。診療報酬改定に対する対応も必要ですが、基本的な点をないがしろにして、その上にいろいろなことを積み上げても、結局は「砂上の楼閣」となります。病院上層部が基本となることを、絶えず意識して取り組んでいる職員を正しく評価することも重要です。

病院食を一般市民の方々に知っていただこう

　松阪市民病院では、2008年から年間をとおして入院患者に季節の「暦」や地元の「祭り」にちなんだ行事食を提供しています。担当の調理師と管理栄養士が、自分たちの思いを食事と手作りのカードに込めて提供しています。このような行事食の一環で年に2回（春・秋）、通常の病院食の容器ではなく、季節ごとにお弁当箱を使用して提供しています。器を変えることで、病院食というイメージを払拭するために始めました。一般の食事はもちろんのこと、治療食や嚥下・咀嚼困難な方にもお弁当箱で提供してい

ます。毎年、このような行事食の写真集も作成しており、病院にお越しいただいた、全国からの病院関係者にお持ち帰りいただいています。

　病院の食事を一般の市民の方々にも味わっていただきたいという思いから、2017年より松阪市の3大祭りである「祇園祭り」、「氏郷祭り（松坂城主であった蒲生氏郷にちなんだお祭り）」で、かつてテレビドラマ「高校生レストラン」で有名になった三重県立相可高等学校調理クラブの皆さんに、当院の調理師、管理栄養士監修の献立でお弁当を製造・販売していただき、病院ならではの調理方法や食事内容のバランスを学生に伝授しています（お祭りごとに150〜200食を販売していますが、すぐに完売となり非常に好評です）。

　その他、SNSを通じて当院の行事食を知っていただいたNPO「マザーズエイド」の方が、ぜひ作って食べてみたいとのことから、2016年より市内の一般企業の調理実習室をお借りして、四季を通じて年間8回、一般市民から参加者を募り、当院の調理師、管理栄養士の指導による料理教室を開催しています。大変好評で毎回、日を変えて2グループで実施しています。

　また毎月、当院では朝食に手作りパンを提供する日が設けられており、これも非常に好評で、地元のパン製造・販売会社「コイサンズ（513）」とのコラボで「松阪元気パン」を考案し、少量でも高カロリー、高蛋白質をコンセプトに、三重県の特産品を使用したパンも2018年より年1回販売しています。

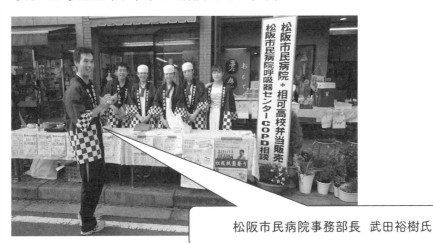

松阪市民病院事務部長　武田裕樹氏

松阪市のマスコットキャラクター 「ちゃちゃも」の焼き印入りマドレーヌ

　当院の給食調理員の発案で、私が提案した松阪市のマスコットキャラクター「ちゃちゃも」の焼き印入りマドレーヌがあります。焼き印といっても、白光株式会社製で電気式のおしゃれなお菓子用の焼き印器具が販売されており、注文するとオリジナルを作成してくれます。当院には見学や視察、最近では「落ち穂拾い作戦はやわかり講座」に全国の病院からお越しいただいており、休憩時間のお茶菓子として「ちゃちゃも」の焼き印入りマドレーヌを召し上がっていただいています。おそらく全国の病院で、病院独自のマスコットキャラクターの焼き印の入ったお菓子を提供している病院はないでしょう。味もおいしく、可愛いと好評です。

　松阪市といえば、江戸時代の国文学者 本居宣長で有名です。彼は鈴を愛し、鈴を柱に掛け、勉学の合間にこれを振ってストレスの解消やリラクゼーションを行ったと言われています。今年の春、患者に提供された行事食に、この「鈴」の焼き印の入った「だし巻き卵焼き」が提供されました。今後、いろいろなところで登場してくると思います。

全国の市民病院の中で市のマスコットキャラクター入りのお菓子を作っている病院はあまりないと思います

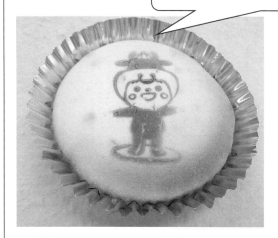

「ちゃちゃも」の焼き印入りマドレーヌ

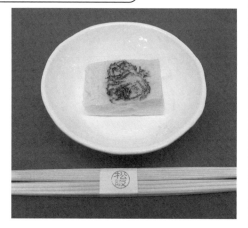

「鈴」の焼き印入りだし巻き卵焼き

第5章

「落ち穂拾い作戦」
はやわかり講座の紹介

 ## 「落ち穂拾い作戦」とは？

　松阪市民病院で実施している「落ち穂拾い作戦」について説明します。これは2008年4月にDPCを導入した当時、経営的に「崖っぷち状態」にあった松阪市民病院の経営改善のきっかけになった取り組みです。医師に大きな負担をかけずに、コメディカル職員がこれまで説明してきたDPCと診療報酬制度の内容を可能な限り漏らすことなく入院患者に正しく実践することで「医療の質」が向上し、経営が改善するという取り組み方です。病院の規模に関係なく、どの病院でもすぐに実践できる取り組みですので、来月からでも実践してみてください。

　私が命名した「落ち穂拾い作戦」とは、入院中に病棟で実施した検査や治療の内容を振り返り、診療報酬で認められている指導料・管理料が正しく効率よく算定されているかどうかを検証し、算定漏れや使用した薬剤・検査に無駄がないかをチェックする取り組みです。この取り組みを実施するにあたり、新たに特別な職員増員の必要はなく、建物もそのまま、コストは一切不要です。

　全国各地の病院に講演会でお邪魔していますが、どこの病院の講演会でも、「この病院の廊下には千円札が何枚も落ちているにもかかわらず、病院の職員は、どなたも千円札を拾うどころか、見向きもしないで通り過ぎています」と話しています。「どの廊下に落ちているか」がわかれば必ず拾うはずです。落ちている場所を教えてくれるのが、DPC分析ソフトを活用した「落ち穂拾い作戦」です（当院ではMDV社のDPC分析ソフト「EVE」と「Medical Code」を活用）。

　病院の規模に関係なくどの病院でも、医師に入院患者・救急患者の増加、手術・検査の増加をお願いすることなくコメディカル職員の力を結集し、チーム医療を可能な限り達成することで「医療の質」が向上し、1日1人当たりの平均入院診療単価が簡単に増加し、病院経営に大きく貢献できると思います。自院に入院している患者に対して、診療報酬制度、

DPC で認められていることをより高い割合で実施すること、すなわち近隣の他の病院よりも「医療の質」を向上させ、最終的に病院経営に反映させる取り組み方です。

それでは、具体的にどのように取り組んだのかを説明していきます。

基本的には毎月1回、診療科ごとに曜日を決めて検討しました（例えば、月曜日：消化器外科、火曜日：整形外科、水曜日：循環器科など）。「落ち穂拾い作戦」を病院としてはじめて実施する場合には、外科系診療科での手術患者の症例から始めると効果的です。時間は、各診療科約1時間で十分だと思います。

小さい会議室に、該当する診療科の医師は全員（他の診療科の医師は参加させないほうが効果的）、該当診療科の外来看護師の責任者、病棟看護師長、担当の薬剤師、管理栄養士、リハビリテーション療法士、診療情報管理士、診療科担当の医師事務作業補助者に集まってもらいました。院長にも各診療科の検討会にオブザーバーとして参加してもらうとより効果的です。病院内で「落ち穂拾い作戦」委員長（仮称）を決めておき、各診療科での検討会の司会・進行の責任者となってもらうとよいと思います。この役には、現在当院で実施している**「落ち穂拾い作戦はやわかり講座」**で研修を受けた医師（可能であれば副院長クラスの医師）が適任でしょう。もし不安であれば、当院に連絡していただければ、最初のみそれぞれの病院に出向いて指導いたします（この方法が最も成功する確率が高いように思います）。

各診療科の検討会では、前月に入院していた患者について検討します。これは、前月の患者であれば、どのような患者でどのような経過であったのか、各人の記憶に残っているからです。スクリーンに、「EVE」の患者の「入院経過画面」を投影します。おそらく無駄のあることが明らかになると思いますが、それが誰の責任かを追及することが目的ではありません。過去のことを言うのではなく、今後の改善点がどこにあるかを見極め、明日からの診療に反映させていくことが目的です。このことを「落ち穂拾い作戦」の責任者が最初に参加者に徹底しておかないと、協力してもらえません（特に各診療科の検討会にオブザーバーとして参加する院長が、この趣旨を十分に理解しておくことがポイントです）。

「EVE」の画面を見て、まずは入院期間が適切であったかどうかをみます。さらに通常の定型的な標準手術であれば前日の入院で十分対応できると思いますので、これが守られているかどうかをチェックします。現在でも月曜日の手術患者が金曜日から入院している病院もあります。通常の手術であれば、日曜日、祝日に関係なく前日に入院するべきです。

次に、「EVE」の「入院経過画面」の上から順にチェックしていきます。まず、「診察」の項目に注目してください。この欄に空白が多いかどうかにより、その病院の経営状況が瞬時に判断できるといっても過言ではありません。すなわち、「医療の質」が高い病院かどうかが簡単にわかり、「落ち穂拾い作戦」を実施する場合のポイントとなります。この項目で、DPC 導入病院でも、出来高算定可能な指導料・管理料が算定されているかどうかをチェックします。算定されていれば■のマーク（「EVE」では出来高算定可能の印）がつい

て、具体的に何が算定されたかが表示されます。

　薬剤管理指導料は初日から算定されているか、特別食提供患者であれば入院栄養食事指導料が算定されているか、退院時薬剤情報管理指導料が算定されているか、入院中にリハビリが実施された患者であれば、退院時リハビリテーション指導料が算定されているか（本来は入院中のリハビリテーションの有無とは関係がないのですが、都道府県の審査会によっては入院中にリハビリテーション実施患者しか認めていないところもある）、入退院支援加算が算定されているかどうかなどをチェックします。

　「投薬」、「注射」の項目では、周術期の予防的抗生剤の投与について、種類、投与日数が適切かどうかをチェックします（DPC 導入病院では、病棟で使用する薬剤は包括扱いである）。周術期抗生剤使用のガイドラインを提示し、医師に理解を求め、疾患ごとの抗生剤使用金額の全国の病院のベンチマーク結果を提示し、自院の立ち位置を知らせることも必要です。平均的か、平均以下なのかを知ってもらいましょう。術後経過途中で抗生剤が変更になったような症例では、合併症、副傷病の有無にも注意する必要があります。

　「手術」の項目では、悪性腫瘍の患者について、周術期口腔機能管理後手術加算の有無を確認します。病院の診療科として歯科・口腔外科を標榜していない病院でも、「良質の医療」を提供するためにも地域の歯科医師会と協力し、歯科医師を病院に派遣してもらい嘱託医として採用し、院内で「口腔ケア外来」を開設することをお勧めします。

　「検査」、「画像」の項目では、DPC 導入病院では入院後、病棟で実施する検査は薬剤と同様に包括扱いであることを認識する必要があります。特に、全身麻酔にて手術を実施する場合、麻酔のための術前検査が外来にて完全に終了しているかどうかに注意します。外来で実施すれば出来高算定可能で病院の収益になるのに対し、病棟で実施すれば病院の収益にならないばかりか、病棟看護師の「ただ働き」となります。さらに、入院中に本来の疾患に対する検査とは別の検査を実施している場合もあるため、注意が必要です。

　「その他」の項目では、土曜日、日曜日のリハビリテーションの実施状況、リハビリテーション総合計画評価料についてもみておきましょう。

「落ち穂拾い作戦」による症例の検討

　それでは、某公立病院の消化器外科の腹腔鏡下胆嚢摘出術症例を用いて具体的に説明します（図 5-1）。

　まず、入院期間が 8 日間は少し長いと思います。「診察」の項目に薬剤管理指導料が 2 回分（6,500円）、退院時薬剤情報管理指導料（900円）、特別食が提供されているのに入院栄養食事指導料（2,600円）が算定されていません。「検査」の項目では、入院後に全身麻酔のた

図 5-1　某公立病院での腹腔鏡下胆嚢摘出術実施患者の入院経過

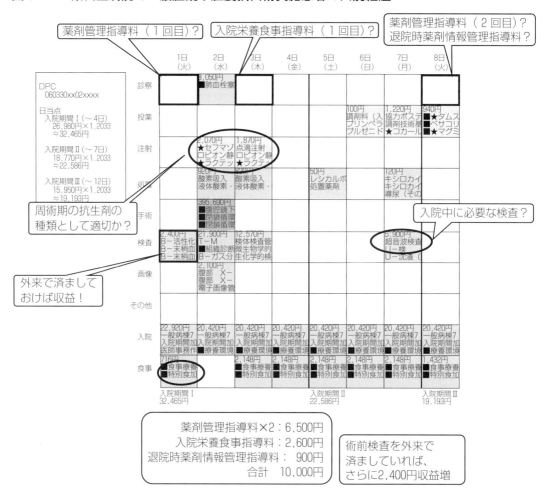

めの血液検査（2,400円）が実施されており、合計すると6,500円＋900円＋2,600円＋2,400円＝12,400円の増収が可能になります。さらにこの症例でも、周術期の予防的抗生剤の投与に問題があります（使用する抗生剤と投与日数は適切か）。標準的な手術症例の場合のクリティカルパスを統一して使用すべきです。

　次に、同じく消化器外科の腹腔鏡下結腸切除術（結腸悪性腫瘍切除）についてみてみましょう（図5-2）。この症例は入院期間が11日で、外科医の技術はすばらしいことがわかりますが、火曜日の手術にもかかわらず、金曜日から入院しているのは問題があります。

　「診察」の項目では薬剤管理指導料3回分（9,750円）、特別食が提供されているのに入院栄養食事指導料（1回目：2,600円、2回目：2,000円）、悪性腫瘍症例ですが入退院支援加算1（6,000円）が算定されていません。

　「手術」の項目では、歯科・口腔外科があるにもかかわらず、周術期口腔機能管理後手術加算が算定されておらず（2,000円）、周術期予防的抗生剤の使用にも問題があります。「検

図5-2　某公立病院での腹腔鏡下結腸悪性腫瘍切除術実施患者の入院経過

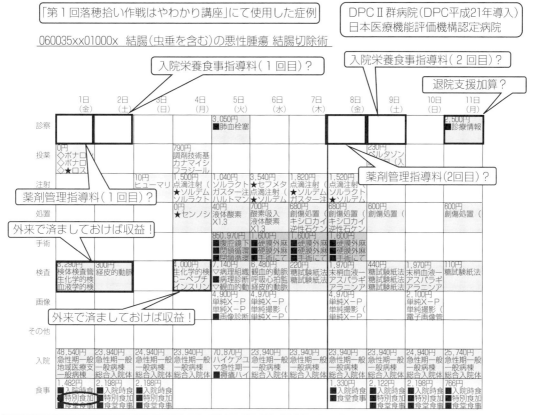

	1日(金)	2日(土)	3日(日)	4日(月)	5日(火)	6日(水)	7日(木)	8日(金)	9日(土)	10日(日)	11日(月)
診察					3,050円 ■肺血栓塞						2,600円 ■診療情報
投薬	0円 ◇ボナロ ◇ボナロ ★ロス			790円 調剤技術基 カナマイシ フラジール				230円 ベルタゾン(入			
注射		10円 ヒューマリ		1,500円 点滴注射(★ソルデム ソルラクト	1,040円 ソルラクト ガスター注 ハルトマン	3,540円 点滴注射(★ソルデム	1,820円 点滴注射(★ソルデム ソルラクト	1,520円 点滴注射(ソルラクト ★ソルデム			
処置				0円 ★センノシ	40円 液体酸素 X1.3	700円 酸素吸入 液体酸素 X1.3	680円 創傷処置(キシロカイ 逆性石ケン	680円 創傷処置(キシロカイ 逆性石ケン	600円 創傷処置(		600円 創傷処置(
手術					850,970円 ■腹腔鏡下 ■閉鎖循環 ■閉鎖循環	1,600円 ■硬膜外麻 ■硬膜外麻 ■手術にて	220円 ■硬膜外麻 ■手術にて	1,600円 ■硬膜外麻			
検査	3,290円 検体検査管 生化学的検 血液学的検	300円 経皮的動脈		4,000円 生化学的検 C-ペプチ インスリン	7,140円 ▽病理組織 病理診断 ▽観血的動脈 経血的動脈	6,480円 観血的動脈 呼吸心拍監 経血的動脈	220円 糖試験紙法 糖試験紙法	1,970円 糖試験紙法 アスパラギ アラニンア	440円 糖試験紙法 糖試験紙法	1,970円 末梢血液一 糖試験紙法 アスパラギ アラニンア	110円 糖試験紙法
画像					4,900円 単純X-P 単純X-P	4,970円 単純X-P 単純撮影(■画像診断 単純X-P		4,970円 単純撮影(単純X-P		2,100円 単純X-P 単純撮影(電子画像管	
その他											
入院	48,540円 急性期一般 地域医療支 一般病棟	23,940円 急性期一般 一般病棟 総合入院体	24,940円 急性期一般 一般病棟 総合入院体	23,940円 急性期一般 一般病棟 総合入院体	70,870円 ハイケアユ ▽急性期一 ■癌通ハイ	23,940円 急性期一般 一般病棟 総合入院体	23,940円 急性期一般 一般病棟 総合入院体	23,940円 急性期一般 一般病棟 総合入院体	23,940円 急性期一般 一般病棟 総合入院体	24,940円 急性期一般 一般病棟 総合入院体	25,740円 急性期一般 一般病棟 総合入院体
食事	1,482円 ■入院時食 ■特別食加	2,198円 ■入院時食 ■特別食加 ■食堂食事	2,198円 ■入院時食 ■特別食加 ■食堂食事					1,330円 ■入院時食 ■食堂食事	2,122円 ■入院時食 ■食堂食事	2,198円 ■入院時食 ■食堂食事	766円 ■入院時食 ■食堂食事

「第1回落穂拾い作戦はやわかり講座」にて使用した症例

060035xx01000x　結腸(虫垂を含む)の悪性腫瘍 結腸切除術

DPCⅡ群病院(DPC平成21年導入)
日本医療機能評価機構認定病院

入院栄養食事指導料(1回目)?
入院栄養食事指導料(2回目)?
退院支援加算?
薬剤管理指導料(1回目)?
薬剤管理指導料(2回目)?
外来で済ましておけば収益!
外来で済ましておけば収益!

薬剤管理指導料	3,250×3＝9,750円
入院栄養食事指導料	2,600＋2,000＝4,600円
周術期予防的抗生剤の使用は適切か?	
周術期口腔機能管理後手術加算	2,000円
リハビリテーション総合計画評価料	3,000円
がんリハビリテーション(1単位2,050円)仮に20単位	41,000円
リハ実施していれば退院時リハビリテーション指導料	3,000円
退院支援加算	6,000円
術前検査を外来へ(外来で実施していれば収益!)	12,590円
合計	81,940円

火曜日の手術をなぜ金曜日から入院させるか?
退院時処方はないのでしょうか?
退院時処方があれば、退院時薬剤情報管理指導料：900円
周術期口腔ケア?(外来を含めると2万円超)

某県立中央病院(赤字)
平成29年度の総務省からのデータ
医業収支率：85.4%
経常収支率：99.1%

査」の項目では、全身麻酔の手前の術前検査が入院後に実施されています（外来で実施していれば、「8,290円＋300円＋4,000円＝12,590円」の医業収益が可能）。

　「その他」の項目に、がんリハビリテーション認定施設であるにも関わらず、リハビリテーションが何もされていないことも大きな問題です（がんリハを実施していれば、リハビリテーション総合計画評価料：3,000円、がんリハを仮に入院中20単位実施していれば41,000円、退院時リハビリテーション指導料：3,000円）。さらに、歯科・口腔外科にて周術期等口腔ケア（入院、外来で最大25,120円）も算定可能です。

すべてを合計すると、10万円以上の増収が期待できます。医師には何ら負担をかけずに増収になるのです。もちろん、何ら違法・査定にはなりません。それどころか、「医療の質」が向上します。ちなみに、これは某県立中央病院の症例ですが、2017年度の経営状況は医業収支率85.4％、経常収支率99.1％であり、当然ながら経営状況は厳しいものでした（総務省のデータによる）。

2018年10月より、当院にて「落穂拾い作戦はやわかり講座」を開催し、これまでに8回開催しました（図5-3）。これは「落穂拾い作戦」を院外の病院の方々にも紹介し、その方法

図5-3　「落ち穂拾い作戦はやわかり講座」の開催状況

	開催日	開催地	参加病院数	参加者数
第1回	2018.10.27（土）	松阪市民病院	14	33
第2回	2018.12.15（土）	松阪市民病院	7	41
第3回	2019.1.19（土）	松阪市民病院	9	27
第4回	2019.6.22（土）	松阪市民病院	15	34
第5回	2019.8.24（土）	東京（MDV社）	10	22
第6回	2019.9.5（木）	北海道 札幌市	11	24
第7回	2020.1.18（土）	松阪市民病院	15	26
第8回	2020.1.24（金）	沖縄県 那覇市	13	37

図5-4　第7回「落ち穂拾い作戦はやわかり講座」
　　　　（2020年1月24日：沖縄県那覇市　沖縄県医師会ホールにて）

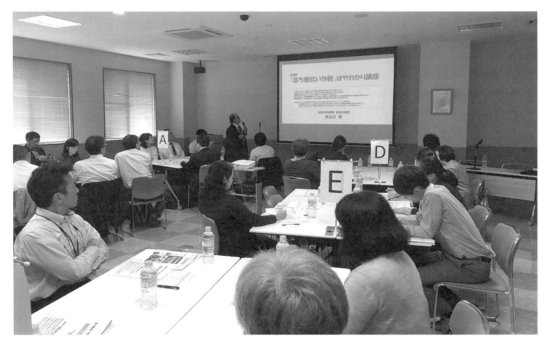

を実際に自分たちで体験していただくために始めたものです。当院の医事課の診療情報管理士も毎回数人ずつ参加し、指導を受けることでレベルアップにも役立てています。

　具体的には、私が「落ち穂拾い作戦」について解説をしたのち、グループ分けをして着席しているところに参加病院でのある患者の入院から退院までの経過資料を配布し、どこかに無駄がないかを検討してもらいます。診療報酬制度で認められている指導料・管理料が正しく実施されているかをチェックし、後で各グループの代表者に問題点を発表してもらい、私がコメントを述べるという実践形式です（図5-4）。

③ 「落ち穂拾い作戦はやわかり講座」 アンケート調査結果

　2018年10月より、当院の「落ち穂拾い作戦はやわかり講座」に参加していただき、6カ月以上が経過した病院に対してアンケート調査を実施したので、その概要を報告します。

　第1回〜第6回参加病院73施設にアンケート用紙を送付し、53施設から回答をいただきました（回答率：72.6％）。

参加者の職種：当然ではありますが、「事務職」が79％と大多数を占めていました。その他の職種では「医師」8％、「看護師」8％、「薬剤師」3％が主でした（図5-5①）。院長、副院長、看護部長、事務長等、病院上層部に参加していただいた病院ほど、経営改善につながるように思われました。

研修の理解度：「非常に満足」58％、「満足」38％、「普通」4％と非常に高い結果でした（図5-5②）。この講座を企画した者としてうれしい結果でした。

研修の時間：通常、この研修会の時間は午後1時〜5時までですが、この研修時間については「非常に満足」49％、「満足」42％、「普通」9％でした（図5-5③）。

講師の話し方：「非常に満足」68％、「満足」32％でした（図5-5④）。研修の内容についての質問では、「非常に満足」64％、「満足」34％、「普通」2％でした。

開催の曜日：「落ち穂拾い作戦はやわかり講座」は、原則として土曜日に実施していますが、開催曜日については、「土曜日で満足」79％、「金曜日」11％、「平日」4％であり、今後も土曜日の開催で進めていきたいと考えています（図5-5⑤）。主催者としては反省すべきところもあるように感じられました。

「落ち穂拾い作戦」をそれぞれの病院で実施しての効果：「大変効果があった」12％、「効果があった」59％、「あまり効果がなかった」12％、「効果がなかった」6％、「参加者にうまく指導できなかった」12％であり、それぞれの病院での実践には難しい問題があることが分かり、今後の検討課題です（図5-5⑥）。ただ、入院1日1人当たりの単価が前年より4,000円増になった病院、7,000円増になった病院もあり、予想以上の経営効果が得られ

図5-5 「落ち穂拾い作戦はやわかり講座」アンケート結果

①参加者の職種

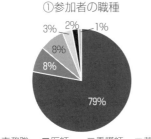

3%　2%　1%
8%
8%
79%

■事務職　■医師　■看護師　■薬剤師
■その他医療従事者　■放射線技師

②研修の理解度

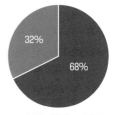

4%
38%　58%

■非常に満足　■満足　■普通

③研修の時間

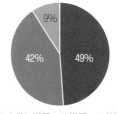

9%
42%　49%

■非常に満足　■満足　■普通

④講師の話し方

32%　68%

■非常に満足　■満足

⑤開催の曜日

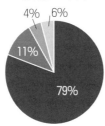

4%　6%
11%
79%

■満足（土曜日）　■金曜日　■平日　■未記入

⑥「落ち穂拾い作戦」実施して
効果があったか

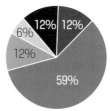

6%　12%　12%
12%
59%

■大変効果があった　　　　　　■効果があった
■あまり効果がなかった　　　　■効果がなかった
■参加者にうまく指導できなかった

⑦今後の「落ち穂拾い作戦はやわかり講座」に
参加したいか

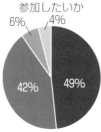

6%　4%
42%　49%

■ぜひ参加したい　■参加したい　■どちらともいえない　■未記入

た病院からの報告はうれしい限りです。

今後の「落ち穂拾い作戦はやわかり講座」に参加したいかどうか：「ぜひ参加したい」49％、「参加したい」42％で、参加を希望する意見が91％を占めたため、今後も再度企画することも必要だと思っています（図5‐5⑦）。

ちょっと一息、コーヒーブレイク⑩

ミレー作、絵画「落穂拾い」の意味

　1857年に制作されたミレー作の「落穂拾い」は誰もがご存じのことと思います。3人の農婦が夕暮れの農園で落ち穂を拾っている光景を描いた作品です。一見すると、のどかな田園風景のように見えますが、実はずっと深い意味が込められているようです。

　19世紀のフランスは貧しく、当時の農村には収穫時に落ち穂をわざと残しておく習慣があったようです。少量でも穀物を困っている人々に黙って使わせてあげようという思いやりです。田畑の持ち主もこのような行為を黙認していたようです。黙認というよりも、そうすることが義務であったのでしょう。旧約聖書の中にも、「すべて刈り入れてはならない、落ち穂も拾ってはならない」と記されているようです。

　この絵の中の3人の農婦は生活に困窮した人であり、農園に残された穀物を一生懸命に拾っているところなのでした。ですから、この絵はのどかな田園風景を表現したものではなく、当時の生活の厳しさ、人々の心の優しさ、そして必死に働くことの尊さを表現した作品であり、今も心にしみる傑作として評価されているのだと思います。

　当時の農村でみられた思いやりを「hospitarity」といい、その精神と言葉が現在の「hotel」や「hospital」につながったといわれています。私たちは「落ち穂拾い作戦」を、「医療の質」の向上を患者、家族に提供することを大前提にして取り組んできました。

ちょっと一息、コーヒーブレイク⑪

ジョン・F・ケネディが尊敬した「上杉鷹山」

　1961年、ジョン・F・ケネディが第35代大統領に就任した際、日本人記者団から「あなたが日本で最も尊敬する政治家は誰ですか」という質問を受け、「上杉鷹山」の名前を挙げたそうです（いつ、どこで、どのように話したのか実際には不明）。当時の日本人記者団は、だれも「上杉鷹山」という人物を知らず、閉口したという逸話が残っています。

　ジョン・F・ケネディと上杉鷹山の接点は、内村鑑三著の『代表的日本人』ではないかと言われています（この件についても真偽は謎？）。その著作の中で紹介されている

日本人5人のうち、1人が上杉鷹山です。

　鷹山は、宮崎県高鍋三万石の小大名の次男として高鍋藩江戸屋敷で生まれました。祖母が米沢藩主の上杉重定と「従兄弟」の親戚筋に当たる関係で、17歳の時に跡継ぎのいない上杉重定の養子となり、その後に米沢藩主になりました。米沢藩は初代の上杉謙信から続く越後を代表する名門の家柄でしたが、鷹山が藩主となったころには瀕死の財政難に陥っていました。

　長い間に蓄積された負の要因は、短期間で改善できるものではありません。わずかに残っていたやる気のある人とともに短期と長期の改善計画に分け、成果の出やすいものに的を絞って実行し、着実に経営改善に結びつけていきました。現代の病院経営改善にも通用する考え方だと思います。

　私も自治体病院の院長に就任したころ、上杉鷹山に関する本をいろいろ読みました。上杉鷹山の名言に「為せば成る、為さねば成らぬ何事も、成らぬは人のなさぬ成りけり」があり、聞いたことがあると思います（この言葉の元は武田信玄の名言「為せば成る、為さねば成らぬ成る業を、成らぬと捨つる人のはかなさ」を変えていったものと言われています）。

　この上杉鷹山の言葉の意味は、縮めて言えば「やろうと思えば何でもできます。物事が成功しないのは、本人にやる気がないからで」という意味かと思われます。相当に厳しい言葉です。現在、経営的に苦戦している自治体病院の職員にとっては耳が痛い言葉ではないでしょうか。

　もう1つの代表的な言葉に、「してみせて、言って聞かせて、させてみる」があります。すなわち人を指導するときには、まず自分が率先して動き、それから指導しないと、なかなか信用は得られません、という意味です。この言葉をもとにしたのが大日本帝国海軍の軍人で、太平洋戦争開戦時の司令長官であった山本五十六の「やってみせ、言って聞かせて、させてみせ、ほめてやらねば、人は動かじ」だと言われており、今日でも通用する人材育成のヒントが凝縮されているように思います（私が院長に就任した時、恩師である三重大学医学部名誉教授の水本龍二先生から、お手紙でこの言葉を紹介されました）。

　ジョン・F・ケネディの長女で、2013〜2017年まで駐日大使を務められたカロライン・ケネディ氏も、父上が尊敬していた上杉鷹山をよくご存じで、上杉神社にも行かれたとのことです。私も2017年1月13日、米沢市立病院での講演会、懇親会のあと夜遅く、同院の副院長、看護部長の案内で、長年の念願であった上杉神社にお参りに行ってまいりました。上杉鷹山のお墓は、米沢藩主上杉家廟所に家祖である上杉謙信公らとともに祀られているようです。次回、機会があれば行ってみたいものです。

ちょっと一息、コーヒーブレイク⑫

稲盛和夫氏の言葉『生き方』より

　京セラ名誉会長である稲盛和夫氏の数ある著作の中でも、私が最も感銘を受けたのが2004年に出版され、いまだに書店で平積みされている『生き方』（サンマーク出版）です。その中で、私が各地の病院からお招きを受けて講演させていただいている際、最後のスライドに使用させていただいている文章を紹介します。

　「安易に近道を選ばず、一歩一歩、一日一日、真剣、地道に積み重ねていく。夢を現実に変え、思いを成就させるのは非凡な凡人なのです。継続が平凡を非凡に変えたのです。ただ継続と反復とは違います。昨日と同じことを漫然と繰り返すのでなく、必ず改良、改善を付け加えていくこと、どんな小さなことでも工夫・改良の気持ちを持って取り組んだ人と、そうでない人とでは、長い目で見ると驚くほどの差がついている。」―『生き方』より

　私はこの本を自宅に１冊、病院の部屋に１冊おいて時々読み返しています。私の講演会も2019年秋の時点で300回を超える回数になりました。稲盛氏の言葉のように、反復でなく継続させていくことを目標としていますので、毎回、最新のデータを使用し、内容を多少でも変更しています。

　この『生き方』の本では、稲盛氏の経験に基づいた含蓄のある言葉が多数紹介されています。まだお読みになっていなければ、一度お読みください。

第6章

「病院経営戦略セミナー」の紹介

「病院経営戦略セミナー」とは、「医療の質・経営の質の向上」、「医師不足の病院でもコメディカル職員の意識改革による経営改善」、「病院間の病院経営に対する情報交換」を主目的として全国各地で実践している研修会です（主催：MDV社、アドバイザー：松阪市民病院、総合企画室、世古口　務）。第6章では、これまで8年間にわたって全国各地で実施してきた「病院経営戦略セミナー」の取り組みと、その後のアンケート調査結果について報告します。

「半年3回」で結果が出る

2012年に東京で1グループ、参加15施設で始めた「病院経営戦略セミナー」も2019年で8年が経過し、これまで東京都14回、大阪市7回、福岡市7回、札幌市2回、松阪市2回、静岡市2回、ほかに岩手県盛岡市、神奈川県大和市、富山県高岡市、長野県松本市、岡山市、愛媛県松山市、鹿児島市、沖縄県那覇市で各1回と、全国各地で開催してきました（図6-1）。この「病院経営戦略セミナー」の参加病院は国立病院機構、都道府県立の自治体病院、日赤、厚生連、済生会などの公的病院、民間病院と組織形態はさまざまで、病院規模も100床未満から700床以上の大学病院まで混在しています。これまでは日本赤十字病院だけのグループ、済生会病院だけのグループ、地域医療振興協会の病院だけのグループで実施したこともあります。

それぞれの都市において、各グループとも1グループ10～20病院（1病院当たり1～4人）で、ほかにオブザーバーとして見学された病院もあります。メンバーは医事課の事務職員を中心に、理事長、院長、副院長、事務部長、看護部長、薬剤師、管理栄養士等にも参加していただいています（図6-2）。各都市とも同一会場で、半年間で3回、午後1時から午後5時まで研修を実施しています。

なぜ半年なのかといえば、これまでの経験から、セミナーで指摘したことを半年間実践すれば、何らかの経営改善のきっかけが得られるからです。逆に、半年間のセミナーで何も結

図6-1 「病院経営戦略セミナー」参加施設数の推移（2012年〜2019年）

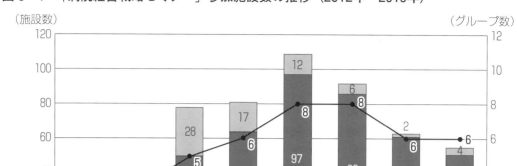

図6-2 病院経営戦略セミナー（札幌市　2019年11月18日）

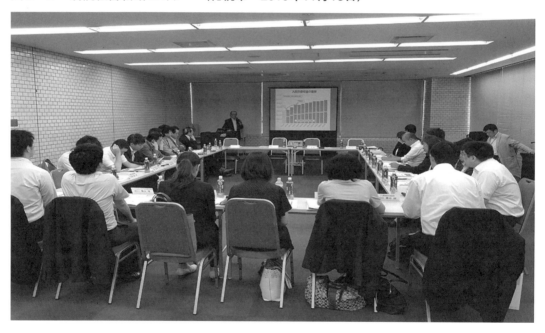

果が出ない病院は、何年研修を受けても無駄であると考えています。

　ある都市では、同一市内の県立中央病院、市民病院、赤十字病院が参加されました。当初は私も少し心配でしたが、何も問題なく最終回まで研修が行われ、それぞれ実績を上げていただきました。すなわち、この研修会では入院患者を増加させる取り組み方を指導するのではなく、自院に入院している患者に、より質の高い医療を提供することを指導しているからであり、近隣病院と競合になることはないのです。

2 必ず検討する３つの項目

　第１回のセミナーでは、各病院の代表者から自分たちの病院の紹介の後、事務局よりこれまでの「病院経営戦略セミナー」の経緯と取り組み方の説明があり研修会が始まります。アドバイザーである私からは、医師不足の病院でも、全職員の意識改革とチーム医療に基づいた医学管理料・指導料の算定率向上により職員の意識改革が達成でき、経営改善が可能であることを、これまでの松阪市民病院での経験を交えて紹介しています。

　本セミナーで毎年必ず検討してきた項目は、①薬剤管理指導料、②特別食提供率・入院栄養食事指導料、③救急医療管理加算の３つです。この３項目は最も経営改善の効果が大きいからです。ほかには年度ごとに肺血栓塞栓症予防管理料、退院時リハビリテーション指導料、特定薬剤治療管理料、摂食機能療法、入退院支援加算、周術期口腔機能管理後手術加算、リハビリテーション総合計画評価料などを検討してきました。それぞれの検討項目を算定する場合の「成功への道」、「失敗への道」として、算定に際してのポイントを私から説明しています。

3 薬剤管理指導料の
「成功への道」、「失敗への道」

　ここでは、毎年の検討項目である薬剤管理指導料を例として説明します。

　「成功への道」は、①薬剤管理指導料の意義を全職員が認識する、②診療報酬制度における算定要件を正しく理解する（入院中１週間に１回算定可能、診療報酬における１週とは日曜日から土曜日まで、指導に関する時間の規定がない、など）、③入院初日から算定する（15日間の入院であれば１日、８日、15日と算定可能）、④院外処方箋を発行している病院であれば、毎月の基準として「薬剤管理指導件数＝１日入院患者数×２」をとりあえず目標にする、⑤分析ソフトを有効に活用し、診療科ごとの算定率、未算定率、未算定金額を提示する、⑥１泊２日、２泊３日など短期滞在手術等基本料３の該当患者の算定率にも十分に注意する──などです。

　一方「失敗への道」は、①入院途中からの算定（算定機会漏れにつながる）、②算定しているつもりだが、毎月細かくチェックしていない、③退院日に、慌てて１回目の薬剤管理指導料と退院時薬剤情報管理指導料を算定（収益のためにしかやっていない！）──などです。

　図６-３は、2019年度「病院経営戦略セミナー」で、東京での参加病院における第１回の

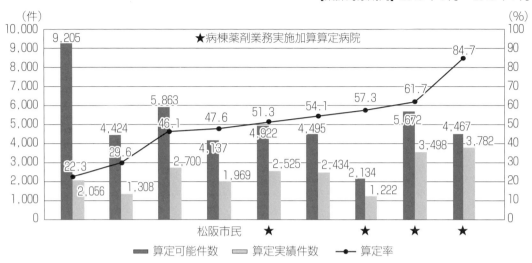

図6-3 薬剤管理指導料の算定率ベンチマーク（2019年、東京グループ第1回）

【集計対象期間】2018 年 5 月〜 2018 年 7 月

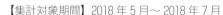

図6-4 短期滞在手術基本料3算定患者の薬剤管理指導料の算定率ベンチマーク（2019年、東京グループ第1回）

【集計対象期間】2018 年 5 月〜 2018 年 7 月

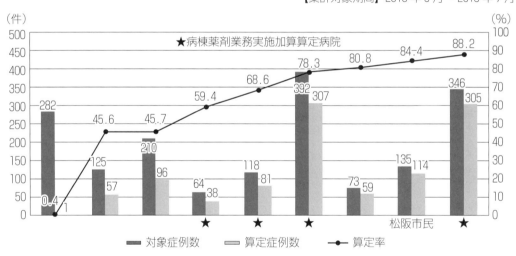

時点での薬剤管理指導料（件数）算定率のベンチマークのグラフです。算定率は22.3％から84.7％とさまざまで、DPC 特定病院群の某県立中央病院でも22.3％しか算定していなかったのには非常に驚きました。

　図6-4は、これまで包括扱いであり、2018年度より DPC に復活した短期滞在手術等基本料3の該当患者に対する薬剤管理指導料（症例数）のベンチマークです。さらに差が大きく、最低で0.4％、最高で88.2％と薬剤管理指導料に対する意識の差が大きいことが明白になりました。

セミナーでは、診療報酬改定に沿って素早く対応することの重要性を指導しています。参加していただいた職員も、このグラフを見て大変ショックだったと思います。

「立ち位置を知る」ことがスタート

このように、「病院経営戦略セミナー」の事務局から各項目の参加病院の算定率がグラフで提示され、資料として配布されます。これまで自院の算定率さえ知らない病院がほとんどで、ましてや全国的な平均値など把握していない病院ばかりでした。自院の算定率があまりにも低いことが明らかになり、2回目から参加を取りやめた病院があったときは非常に残念でした。

「病院経営戦略セミナー」の第1回で、私はいつも「過去のことを問題にするのではなく（過去のことは是正できません！）、現状を冷静に見つめ直し、それを改善していくことこそがこの『病院経営戦略セミナー』の重要ポイントである」ことを言っています。第1回のセミナーでの資料を病院に持ち帰り、それぞれの項目について院内の経営会議等で院長を含め病院幹部に報告し、自院の立ち位置を冷静に認識していただくことが重要です。そして各部署に今年度の改善に向けた協力を依頼し、取り組むべき問題点を明確にしていただきます。

さらに第2回のセミナーでは、どの項目に、どのように取り組んでいくかを報告し、改善した場合の経営的な予想も発表してもらいます。そして第3回のセミナーで、実際に取り組んだ項目についての結果をそれぞれの病院から発表してもらいます。

毎回、私のほうからより効率的な方策をコメントとして述べさせていただき、指導しています。3回目のセミナーで、もし何らかの良い結果が出なければその原因を追究し、次年度に再度取り組んでもらいます。この「病院経営戦略セミナー」では、セミナー終了後に簡単な懇親会を開いているため、病院間での情報交換の場となっています。

セミナー参加病院の増収額は？

2018年度の「病院経営戦略セミナー」に参加された病院では、検討された項目のみで1病院当たり約800万円の医業収益増となりました。意識改革だけでこれほどの効果が得られれば、大きな収穫と言ってよいでしょう。特に理事長、病院長、副院長が参加された13病院は改善効果が大きかったように感じます。事務方のみに任せるのではなく、病院管理部門の職員が直接参加することで、病院に戻ってからすぐに経営改善に取り組めることが大きな原因と思われます。

毎年、最終回である第3回の「病院経営戦略セミナー」では、どの項目でも急激に算定率が向上した場合には、必ずすぐに元に戻ることをお伝えしています。これまでの経験から実感していることです。毎年コツコツと積み上げて、病院の文化として根付かせ継続させていくことが私のやり方です。1年目でうまく向上できた項目については、それを維持し、うまくいかなくても次年度に改めて挑戦してほしいと考えています。

⑥　セミナー参加後の状況は？

　最後に、2019年12月に「病院経営戦略セミナー」参加病院（2015年～2019年：250病院）に対してアンケート調査を実施したので、その概要を報告します。

　250病院中105病院から回答をいただきました（回答率42%）。「病院経営戦略セミナー」の①理解度については「非常に満足」41%、「満足」54%、「普通」5%であり、90%以上の病院から理解が得られたことはうれしい結果でした。②所要時間については「非常に満足」27%、「満足」56%、「普通」15%、「やや不満」2%で、③内容については「非常に満足」36%、「満足」54%、「普通」9%、「やや不満」1%でした。④本セミナーの総合評価に対しては、「非常に満足」37%、「満足」54%、「普通」9%であり、参加病院の方々から高い評価をいただき、アドバイザーを務めてきた者としてほっとしているところです（図6-5①～④）。

　次に、⑤本セミナーで得られた知識がその後の業務に役に立ったかどうかの質問では、43%が「大変役に立った」、40%が「役に立った」、17%が「ある程度役に立った」と回答し、「役に立たなかった」と回答した病院はありませんでした。⑥その後の活動状況については、「現在も継続して行っている」が66%を占める一方で、「一定期間行っていた」24%、「行っていない」10%で、継続していくことの難しさを改めて実感しました（図6-5⑤～⑥）。やはり、毎回講演会で話しているように、**当たり前のことを（A）、バカにしないで（B）、ちゃんとする（C）**が基本となることを改めて痛感しています。

　さらに、⑦経営改善効果について尋ねた質問では、1年間の診療収益の増加が「1,000万円未満」53%、「1,000万～2,000万円未満」22%、「2,000万～3,000万円未満」6%、「3,000万～4,000万円未満」1%、「8,000万円以上」2%という結果でした（図6-5⑦）。コストは一切不要にもかかわらず、3,000万円以上の医業収益増が3病院あり、非常に大きな効果だと思います。

図6-5　病院経営戦略セミナーのアンケート概要

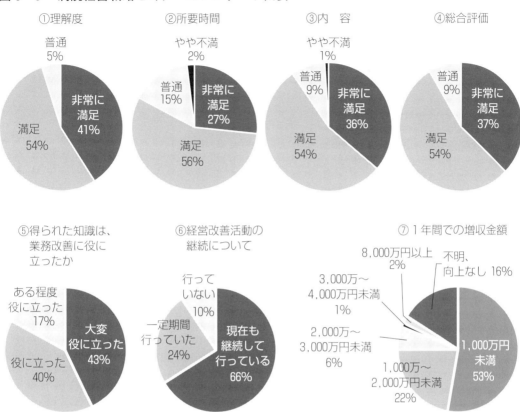

①理解度

普通 5%
非常に満足 41%
満足 54%

②所要時間

やや不満 2%
普通 15%
非常に満足 27%
満足 56%

③内　容

やや不満 1%
普通 9%
非常に満足 36%
満足 54%

④総合評価

普通 9%
非常に満足 37%
満足 54%

⑤得られた知識は、業務改善に役に立ったか

ある程度役に立った 17%
大変役に立った 43%
役に立った 40%

⑥経営改善活動の継続について

行っていない 10%
一定期間行っていた 24%
現在も継続して行っている 66%

⑦1年間での増収金額

8,000万円以上 2%
不明、向上なし 16%
3,000万～4,000万円未満 1%
2,000万～3,000万円未満 6%
1,000万円未満 53%
1,000万～2,000万円未満 22%

ちょっと一息、コーヒーブレイク⑬

「一石三鳥」を狙おう！

　「一石一鳥」は平均以下の人間のすること、「一石二鳥」でやっと平均的な人間、絶えず「一石三鳥」を狙おう。病院や講演会で私がいつも言っていることです。

　時間とお金は有効に使わないといけません。危機的な状況であった松阪市民病院に勤務し始めたころ、自治体病院学会、日本医療マネジメント学会には毎年参加していましたが、その際、学会でいろいろな知識を得ることはもちろん、懇親会にも積極的に参加し、各病院の生の声を聴かせていただいていました。さらに学会開始前に、学会地域の主な病院の外来を早朝にひと回りし、患者さん用に置かれているパンフレットをすべていただき自院に持ち帰り、参考にさせてもらっていました。

　最近は、講演会で全国の病院に出かける機会が多くなったのですが、10年が経過すると、どこの病院の外来にも自院に持ち帰っても参考になるものがほとんどないことを残念に感じています。知らず知らずのうちに、当院のほうが相当進んできたことを実感しています。

第7章

「病院機能向上委員会」の紹介

　当院で取り組んできた「病院機能向上委員会」の活動について報告します。医療を取り巻く環境は年々厳しくなってきており、さらなる意識改革が必要とされています。当院も12年前の危機的な状況を経験した職員が徐々に少なくなってきているので、今一度、原点に立ち戻る必要があります。

　「病院機能向上委員会」は、「DPCの原点に戻って考えよう」という対応策です。どの病院でも同様のことを実施されているかもしれませんが、当院の取り組みは他の病院とは少し異なりますので紹介します。

医業収益は過去最高だが、限界利益は下がっている

　2020年明けからの新型コロナウイルス感染問題で、医療現場は非常に混乱しました。その中で迎えた2019年度の決算、大変厳しい状況ではありましたが、当院は相変わらずの医師不足にもかかわらず医業収益は過去最高となり、医業収支率も8年連続で100%以上を維持し（図2-21　31頁）、11年連続黒字となりました（図2-19　30頁）。毎月の総合企画室の会議では、医業収支率とは別に限界利益、限界利益率も確認しています。ご存じのように、限界利益、限界利益率は以下の計算式で求められます。

　限界利益＝医業収益－（薬剤費＋医療材料費）

　限界利益率（%）＝限界利益÷医業収益×100＝（薬剤費＋医療材料費）÷医業収益×100

　当院の限界利益と限界利益率の経年的な推移を見ると、2014年度以降、目標としている70%以上を示すことが困難となり、2019年度はついに60%を維持できず59.8%に下がりました（図2-22　32頁）。最近では医業収益における変動費、特に薬剤費が医業収益の中で大きな割合を占めるようになっています。

　限界利益率を論じる場合に注意しなければならないのは、果たして、対象となる病院が真の急性期医療を実施しているかどうかです。最新の急性期医療を担っていない病院は、限界利益率が80%以上になっていても珍しくありません。すなわち急性期医療を担っている病院

では、化学療法による高額薬剤、手術や心臓カテーテル検査等の材料費が医業収益において大きな割合を占め、どの病院も近年、限界利益、限界利益率は下降傾向にあります。

当院では限界利益率の向上を目的として、「DPC導入当時の原点に戻って考えよう」という発想から、4年前に「病院機能向上委員会」を立ち上げました。さらに3年前から医事課職員の研修も兼ねて、第5章で説明した「落ち穂拾い作戦はやわかり講座」も開催しています。

当院の「病院機能向上委員会」の特徴は、次の8点です。

①目指すところは「医療の質」の向上であり、単に収益増、限界利益の向上だけのために実施しない。

②対象とする項目は、救急医療管理加算、薬剤管理指導料、入院栄養食事指導料、リハビリテーション総合計画評価料、退院時リハビリテーション指導料、入退院支援加算、診療情報提供料、特定薬剤治療管理料、認知症ケア加算等で、毎年度初めにその年度の検討項目を見直し、追加項目、削除項目を検討する。

③各検討項目の担当者は3〜5人として主担当を決め、そのほか項目ごとに看護師長、医事課（診療情報管理士）、アドバイザーとして私、病院機能向上委員会のまとめ役として診療情報管理士の根来慎吾がすべての項目に参加する。**参加人数をごく限られた人数にしているのが特徴。これは、参加人数が多いと当院のような中規模の病院では時間的に一般業務に支障が出ること、さらに参加者に明確な指示が行き届かないため、ごく限られた人数にしている。**各項目には、下部組織として別の実務者の委員会が存在する。

④各項目の報告は毎月1回とし、項目ごとに個別に病院機能向上委員会を開催し、時間は30分以内とする（15分以内で終了することもある）。当然、時間を有効に活用するため事前の準備、対応が必要になる。多くの病院で実施しているようなすべての検討項目を大勢の参加者で時間をかけて報告するような検討会ではない点が大きな特徴の1つである。

⑤毎月の算定件数、算定金額を報告するだけでなく、これまでの年間の算定金額、未算定金額を毎月提示し、認識してもらっている。件数の増減があればその原因を分析して明確にし、できなければ次回までの検討課題として改めて担当者より報告してもらう。

算定件数が減少した場合はどの診療科が原因なのか、やむを得ない理由かどうかも検討し、医事課の診療情報管理士が直接診療科に赴いて相談をしている。診療報酬改定の年には、各項目の改定におけるポイントを診療情報管理士の根来が解説し、前年度実績値から影響度の予測値を提示している。

⑥各項目について、全国の病院のベンチマーク状況を「Medical Code」を使用した分析資料や、全国各地で実施している「病院経営戦略セミナー」での資料も提供し、他院と比較した自院の立ち位置を明確にするとともに、最新の病院経営の医学雑誌に掲載された各病院での有効な取り組みも紹介し、取り入れられるところはすぐに取り入れる。

⑦毎月の算定件数、算定金額を総合企画室会議、幹部会議で説明し報告する。Ａ４用紙の表面に各項目の毎月の算定件数、裏面に算定金額を記した結果を配布する（図７-１、７-２）。

⑧年度終了時点で、病院機能向上委員会で取り組んだ項目の結果を全職員に報告する。

　次に、「病院機能向上委員会」で取り組んでいる項目のうち、救急医療管理加算の算定について具体的に説明しましょう。

　担当メンバーは看護副部長、診療情報管理士（根来）、医師（世古口）の３人で、「病院機能向上委員会」で検討した結果を、当委員会参加の看護副部長が実務者の救急委員会で改めて報告しています。

　「病院機能向上委員会」の報告書の書式は決まっており、救急医療管理加算は該当する患者であれば入院後７日間算定可能ですので、毎月の算定日数、算定金額、年間の算定金額を提示し、救急医療管理加算１と救急医療管理加算２の月平均件数、金額も提示しています。救急医療管理加算２については、これまでは三重県の審査会の査定が厳しく算定していませ

図７-１　「病院機能向上員会」での指導料・管理料の算定件数比較（2018年度、2019年度）

		4月	5月	6月	7月	8月	9月	10月	11月	12月	1月	2月	3月	合計
① 救急医療管理加算1	2018年	634	541	697	668	722	718	679	592	843	956	707	818	8,575
	2019年	790	898	802	859	859	774	758	755	953	852	804	838	9,942
② 救急医療管理加算2	2018年								73	53	132	99	119	476
	2019年	71	91	64	122	87	51	72	71	139	69	88	87	1,012
③ 薬剤管理指導料	2018年	710	715	720	780	789	741	764	745	733	676	740	714	8,827
	2019年	715	704	753	756	725	725	726	714	685	734	713	728	8,678
④ リハビリテーション総合計画評価料	2018年	323	290	315	337	322	338	346	344	341	313	339	338	3,946
	2019年	365	366	360	399	355	364	352	362	383	364	343	371	4,384
⑤ 退院時リハビリテーション指導料	2018年	173	122	156	167	138	151	153	154	178	130	158	188	1,868
	2019年	175	156	170	178	163	154	162	154	212	139	176	179	2,018
⑥ 摂食機能療法	2018年	297	309	287	286	354	206	219	237	165	166	225	195	2,946
	2019年	196	104	242	227	225	142	200	143	158	190	239	297	2,363
⑦ 栄養食事指導料	2018年	207	213	222	197	200	185	206	232	193	187	190	218	2,450
	2019年	204	221	215	200	193	202	209	204	222	191	207	201	2,469
⑧ 肺血栓塞栓症予防管理料	2018年	123	101	106	109	111	101	130	131	123	117	126	94	1,372
	2019年	110	119	116	109	111	100	111	104	92	93	97	113	1,275
⑨ 介護支援連携指導料	2018年	35	49	54	38	41	30	43	48	45	33	45	21	482
	2019年	34	24	30	26	17	22	27	39	32	28	27	16	322
⑩ 入退院支援加算（退院支援加算）	2018年	71	123	123	108	93	84	85	104	129	84	108	133	1,245
	2019年	122	130	124	140	120	105	133	134	161	111	131	149	1,560
⑪ 診療情報提供料（Ⅰ）	2018年	429	420	364	442	405	372	446	406	437	422	423	493	5,059
	2019年	454	440	477	442	393	402	494	459	442	421	428	425	5,277
⑫ 退院時診療状況添付加算	2018年	117	89	92	105	97	98	93	126	110	109	117	124	1,277
	2019年	124	129	101	97	95	94	117	118	98	100	122	110	1,305
⑬ 特定薬剤治療管理料	2018年	107	156	109	114	117	88	107	94	110	90	71	92	1,255
	2019年	110	100	89	96	79	60	71	85	77	80	70	100	1,017
⑭ 難病外来指導管理料	2018年	114	139	114	136	113	110	132	114	114	121	106	116	1,429
	2019年	96	114	84	111	96	101	95	108	77	110	71	98	1,161
⑮ 認知症ケア加算（算定日数）	2018年							39	159	205	237	271	142	1,053
	2019年	169	256	175	321	476	220	417	373	395	358	400	295	3,855

図７-２　「病院機能向上員会」での指導料・管理料の算定金額比較（2018年度、2019年度）

(千円)

		4月	5月	6月	7月	8月	9月	10月	11月	12月	1月	2月	3月	合計
① 救急医療管理加算1	2018年	5,706	4,869	6,273	6,012	6,498	6,462	6,111	5,547	7,587	8,604	6,363	7,362	77,394
	2019年	7,110	8,082	7,218	7,731	7,731	6,966	6,822	6,795	8,577	7,668	7,236	7,542	89,478
② 救急医療管理加算2	2018年								219	159	396	297	357	1,428
	2019年	213	273	192	366	261	153	216	213	417	207	264	261	3,036
③ 周術期等口腔ケア	2018年	4,037	3,975	4,050	4,555	4,995	5,110	5,121	5,012	4,388	4,805	4,662	4,113	54,823
	2019年	4,279	4,727	4,642	4,819	4,793	4,458	4,872	4,554	4,647	4,513	4,843	4,849	55,996
④ 薬剤管理指導料	2018年	2,578	2,596	2,590	2,810	2,829	2,670	2,741	2,686	2,641	2,438	2,669	2,569	31,817
	2019年	2,578	2,518	2,724	2,732	2,599	2,605	2,616	2,561	2,459	2,640	2,566	2,629	31,227
⑤ リハビリテーション総合計画評価料	2018年	969	870	945	1,011	966	1,014	1,038	1,032	1,023	939	1,017	1,014	11,838
	2019年	1,095	1,098	1,080	1,197	1,065	1,092	1,056	1,086	1,149	1,092	1,029	1,113	13,152
⑥ 退院時リハビリテーション指導料	2018年	519	366	468	501	414	453	459	462	534	390	474	564	5,604
	2019年	525	468	510	534	489	462	486	462	636	417	528	537	6,054
⑦ 摂食機能療法	2018年	549	571	531	529	654	381	405	438	305	307	416	361	5,447
	2019年	363	192	447	420	416	263	370	265	292	352	442	549	4,371
⑧ 栄養食事指導料	2018年	509	523	550	481	495	457	507	571	477	458	464	534	6,026
	2019年	503	542	530	488	477	498	513	448	549	463	511	500	6,022
⑨ 肺血栓塞栓症予防管理料	2018年	375	308	323	332	338	308	397	399	375	356	384	287	4,182
	2019年	336	363	354	332	338	305	339	317	281	284	296	345	3,890
⑩ 介護支援連携指導料	2018年	136	196	216	152	164	120	172	192	180	132	180	84	1,924
	2019年	136	96	120	104	68	88	108	156	128	112	108	64	1,288
⑪ 入退院支援加算（退院支援加算）	2018年	426	738	738	648	558	504	510	624	774	504	648	798	7,470
	2019年	732	780	744	840	720	630	798	804	966	666	786	894	9,360
⑫ 診療情報提供料（Ⅰ）	2018年	1,072	1,050	910	1,105	1,012	930	1,115	1,015	1,092	1,055	1,057	1,232	12,645
	2019年	1,135	1,100	1,192	1,105	982	1,005	1,235	1,148	1,105	1,053	1,070	1,063	13,193
⑬ 退院時診療状況添付加算	2018年	234	178	184	210	194	196	186	252	220	218	234	248	2,554
	2019年	248	258	202	194	190	188	234	236	196	200	244	220	2,610
⑭ 特定薬剤治療管理料	2018年	495	759	465	486	489	419	480	396	470	402	308	389	5,558
	2019年	449	428	371	411	340	264	300	424	322	381	287	425	4,402
⑮ 難病外来指導管理料	2018年	307	375	307	486	305	297	356	308	308	326	286	313	3,974
	2019年	259	308	227	300	259	273	257	292	208	297	192	265	3,137
⑯ 認知症ケア加算	2018年							4	25	35	28	43	23	158
	2019年	31	34	24	47	64	49	60	54	60	50	77	42	592
合　計	2018年	17,912	17,374	18,550	19,318	19,911	19,321	19,602	19,178	20,568	21,358	19,502	20,248	232,842
	2019年	19,992	21,267	20,577	21,620	20,792	19,299	20,282	19,815	21,992	20,395	20,479	21,298	247,808
差　額	19年-18年	2,080	3,893	2,027	2,302	881	-22	680	637	1,424	-963	977	1,050	14,966

んでしたが、３年前より当院でも基準を厳格にして少数の件数を算定しています。

　「病院機能向上委員会」ではDPC分析ソフト「EVE」を活用し、死亡例を除いて３日以内に退院した症例を詳細に分析しています。７日間算定できるにもかかわらず、なぜ３日以内に退院したのか、その理由を検討しています。

　救急医療管理加算の算定患者のうち、３日以内に退院した患者の割合は2016年度6.3％、2017年度5.4％、2018年度7.0％、2019年度10.0％でした。目標としている5.0％以内より増加している点は少し気になるところです。これは、夏場の高齢者の脱水による症例増加が影響していると思います。

　３日以内に退院した患者の理由について2020年２月の実績を振り返ると、８人（6.9％）

中5人が脱水（輸液により改善のため退院）、1人が呼吸不全、2人が内視鏡的消化管止血後、1人は転院していますが他の7人は自宅に退院しています。また、救急車で来院した患者のうち、救急医療入院と判定された患者の割合も提示されます。同時に、60.3%の病院が60%以上の入院率であるという全国の病院の状況も報告しています。2020年2月の当院の入院率は66.0%であり、平均的な数値です。救急車で来院した患者の毎月の入院割合の推移も提示されるのですが、2016年度32.2%、2017年度36.5%、2018年度46.6%、2019年度54.2%であり、2018年度より入院割合を意識することで数値が大きく改善しました。これには消化器外科の医師が救急専従となったことが大きく影響していると思います。

2020年度の診療報酬改定で、救急医療管理加算1が900点から950点に、救急医療管理加算2が300点から350点に増点されたことにより、2019年度の実績数字より試算すると、救急医療管理加算1で約500万円、救急医療管理加算2で約50万円、合計約550万円の増収となることが診療情報管理士より報告されています（残念ながら新型コロナウイルス感染の影響で、このようにはならないと思います）。

 検討項目のみで毎年1,000万円以上の増収

年度末には「病院機能向上委員会」で取り扱った項目の前年度との比較結果を報告しています。

2017年度は前年度と比較して1,871万円の増収、2018年度は2,431万円の増収、2019年度は1,497万円の増収（年度により「病院機能向上委員会」で対象として追加した項目、削除した項目があるので、正確には前年度比較にはなりませんが）でした（図7-3）。

当院のような中規模の、医師不足の病院で新たなコストは一切かからず、指導料・管理料の取得で「医療の質」が向上し、毎年、年間1,000万円以上の実益が得られることは非常に大きな意味があると思います。病院幹部会議でも高く評価されています。どの病院でもやる気があれば可能です。地方の医師不足の病院こそ、診療報酬におけるいろいろな加算の取得を目指し、医療提供体制の向上に取り組んでほしいと思います。

以前に当院の取り組みを参考にされた病院があり見学させていただくと、規模の小さな病院にもかかわらず、20人以上の委員が一堂に集まって報告会が開催されていました。実益が上がっているのか不安に感じています。

これまで全国の病院から当院の「病院機能向上委員会」の実際の取り組みを見学に来ていただいています。このような場合には、極力1日に各項目の委員会を集めて報告・討議しているところを見学してもらい、その後、最終的に各病院からの質問をお受けしています。

ポイントは、病院の文化として根づくまで何年も継続していくことです。もちろん、基本

図7-3　年度別の指導料・管理料合計金額と前年度との差額

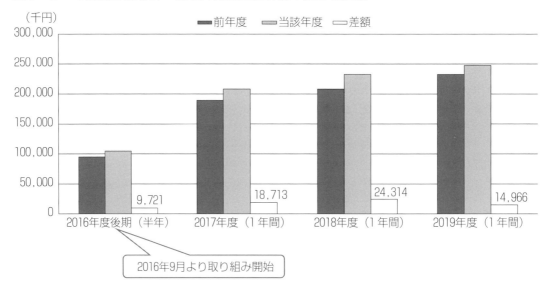

図7-4　月刊誌『PRESIDENT』（プレジデント社）の特集

雑誌「PRESIDENT」（2018.12.31号）

解明！知らなきゃ損する「病院のウラ事情」
本当にいい病院はどっち？

「－－－各種の加算が適用されている病院を利用した
ほうが質の良い医療を受けられる可能性が高いとい
うことになる。診療報酬の加算は明細書に記載があ
るので、一度確認してみるとよい。」

規模の大きい病院、医師の多い病院、日本医療機能
評価機構の認定病院、DPC 大学病院本院群、DPC
特定病院群が必ずしも「良質の医療」を提供してい
るとは限らない

的なことは同じですが、毎年変化を加え、新しい取り組み方を取り入れて改善しています。

　図7-4は、一般ビジネス誌『PRESIDENT』の2018年12月31日号に、「本当にいい病院は
どっち？」という特集で、「各種の加算が適用されている病院を利用したほうが質の良い医
療を受けられる可能性が高いということになる。診療報酬の加算は明細書（図7-5）に記
載があるので、一度確認してみるとよい」と記されていました。

　ちなみに白内障手術、腹腔鏡下胆嚢摘除手術などを除いた8〜20日の入院患者での入院中
の加算・指導料のベンチマーク分析では平均が11,989円でしたが、当院は28,068円と高い数

図7-5　医療費請求書の注目すべきポイント

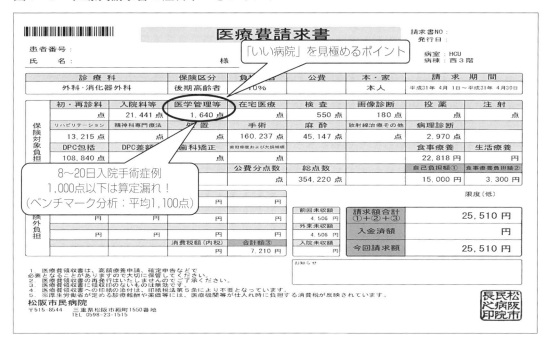

図7-6　予定手術症例の加算・指導料のベンチマーク

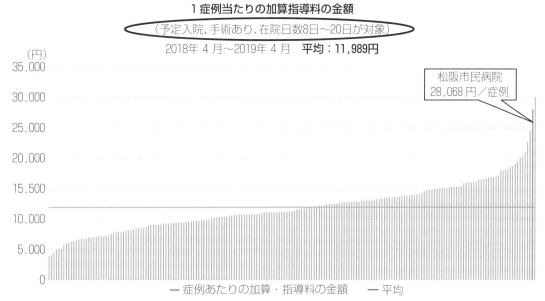

値でした（図7-6）。当院での取り組みが、「医療の質」の点からも正しいことが一般の方
にも紹介されています。

定年退職後の嘱託職員の心構え

　私は市立伊勢総合病院を退職し、自分の希望で松阪市民病院の嘱託職員となり勤務しています（65歳が医師の定年年齢であり、5年間は正規職員で勤務できたのですが、私個人の希望で嘱託職員としていただきました）。その際、嘱託職員としての心構えを次のように考えていました。

1．嘱託職員には部下はいないものと考えて行動する。すなわち、何事も原則的に自分で行う。

2．現場の職員が働きやすいように行動する。すなわち、現場の職員から感謝されるように働く。仕事に対して提案することがあっても、決して強制、命令はしない。

3．嘱託職員となる前の地位、肩書き、実績はすべて排除し、新たな気持ちで行動する。
　　過去の地位やプライドは自分にも他人にも百害あって一利なし。すなわち、過去の経験実績を示すような言動、行動は厳に慎む。

4．雇用は単年度の契約であるので、その年度で誰もが認めるような何らかの実績を上げる必要がある（実績の大小は問わない）。

5．原則として業務は勤務時間内に処理し、残業はないものとして心がける。病院からの要請による会議などへの参加はこの限りでない。

6．忘年会、お花見、送別会などは極力参加を控える。周りの人々に余分な気を遣わせるようなことをしていると、煙たがられる（誘いを受けても、真に受けない、会費だけお渡ししておくのが年長者のマナー）。

第8章

病院における原価計算の必要性

「原価計算」という言葉をご存じでしょうか。「原価」と聞くと、製造業で必要なものと思われがちですが、どんな業界でも原価計算がしっかりできていないと、経営状態が知らないうちに悪くなっていたりするほど重要なものです。第8章では、病院における原価計算の現状と経営改善につながる活用法について説明します。

 ## なぜ今、「原価計算」が重要なのか

「原価計算」とは、そもそもどのようなものを指すのかといえば、簡単にいえば「製品を作るためにかかった金額を計算すること」と言い換えられます。「製品を作る」という言葉を「サービスを提供する」という言葉に置き換えると、一般企業のみならず病院や役所にも通じることになります。

すなわち、医療現場においては「病院で患者が受ける治療・検査に際して、人件費、薬剤費、医療材料費、その他の経費がどれほど必要かを計算し、病院経営を実践していくうえで採算がとれているかどうか、すなわち何らかの利益が得られているかをチェックする手段」ということになります。

医療は一般企業とは異なり、利益を追求することが最終的な目的ではありませんが、良質の医療を提供していくためには良好な経営状況の維持が必須です。

最近の医療を取り巻く環境は年々厳しくなってきており、原価計算が重要視されています。その理由として、原価計算には一般的に以下の5つの目的があるといわれています。

① 「いくら利益が出ているか」を把握する「財務諸表作成目的」

② 「いくらなら元がとれるのか」を計算する「価格計算目的」

③ 「無駄をなくす」ための「原価管理目的」

④ 「事前に利益を想定して予算を立てる」ための「予算管理目的」

⑤ 「設備や人員などの計画を考える」ための「経営上の基本計画設定目的」

病院経営においては診療報酬制度によって価格が詳細に決定されているので、一医療機関

が「自院の原価計算の結果に基づいて価格設定を行う」ことはできません。医療現場における「原価計算」の大きな目的は、③、④、⑤の項目となります。すなわち、病院上層部がその医療行為を存続させるか拡大させるかの判断材料としたり、他の病院との比較によって自院の病院運営の問題点を明確にしたりすることが大きな目的になります。

2 病院における原価計算の現状

　では、病院における原価計算の現状について、問題点も含めて考えてみましょう。私は以下の7点を感じています。

①これまでは、病院に勤務する職員が「原価計算」とはどのようなものかを正しく理解していなかった。病院は一般企業と異なり「利益を追求するものではない」と言われており、原価計算の必要性を認識してこなかった。

②病院においては診療科ごとの毎月の稼働額は把握できるものの、稼働額が多い診療科であってもそれ以上に費用（薬剤費、医療材料費、人件費等）がかさむことがあり、必ずしも病院経営に貢献しているとは言えないこともある（循環器科、心臓血管外科、整形外科等では稼働額は多いが、果たして利益も多いか？）。

③病院を取り巻く環境が年々厳しくなっており、病院上層部も単に医業収益だけでなく、診療科ごとの実質的な利益、貢献度を知りたがっている。

④もちろん診療科ごとの原価計算を実施して赤字という結果が出たとしても、診療科の特性もあって改善策が見いだせないこともあり、効率よく活用しないと医師のモチベーションの低下につながりかねない（原価計算は「両刃の剣！」とも言われている）。

⑤原価計算を実践する際、後に述べる配賦ルール（いわゆる「按分率」）で医師の了解が得られなかった。

⑥共通費で発生する間接費の配賦に問題が生じることがあり、誰もが納得する配賦基準の設定が極めて困難である。原価計算を正しく行ううえでは配賦ルールが重要で、院内のコンセンサスが得られないと、せっかく算出した原価計算結果が受け入れられない場合がある。その点、多くの病院で導入されている原価計算ツールを利用すれば、どの病院も共通であるため納得が得られる。

⑦これまで原価計算を実施している病院では独自に実施していることが多く、時間と専門の人材が必要で、原価計算の結果を経営改善に生かせていなかった。

　原価計算を実施するのが目的ではなく、その結果を経営改善につなげていくことこそが最終的な目的であることを十分に認識しなければなりません。原価計算に携わる人材と時間を

有効に活用するため、当院では MDV 社の「Medical Code」の原価計算機能を活用しています。こうしたシステムを用いることにより、専門的な職員は不要で、分析に要する時間も短縮でき、さらに同じ方法で原価計算に取り組んでいる病院とも配賦ルール（按分率）がほぼ同一のため、ベンチマーク分析により各病院と比較できるという大きなメリットがあります（これまで病院原価計算が普及しなかった理由がここにあると思います。**個々の病院独自の方法で原価計算を実施していれば按分率も異なり、他の病院とのベンチマークは不可能！**）。

❸ 「Medical Code」の原価計算について

病院において原価計算を導入する場合、診療報酬制度と DPC を正しく理解していることが基本です。そのためにも新人職員に対する DPC 研修が重要であり、何が包括扱いで、何が出来高扱いであるかを改めて認識しておく必要があります。

病院経営支援システム「Medical Code」の原価計算機能では、診療科別損益だけでなく、疾患ごとや症例（DPC）ごとの損益まで集計・分析することができます。データ集計方法について紹介します。

（1）原価計算の対象データ（図 8 - 1）

病院全体の収益・費用の構成や計上金額については、損益計算書が基本となります。病院収益の多くは診療報酬制度によるものですから、これを診療科ごと、患者ごとに把握することは比較的容易です。一方、費用は「固定費」と「変動費」に分けて把握します。

「固定費」とは、費用のうち操業度（病院経営においてはヒトや設備の稼働状況）にかか

図 8 - 1 「Medical Code」の原価計算対象データ

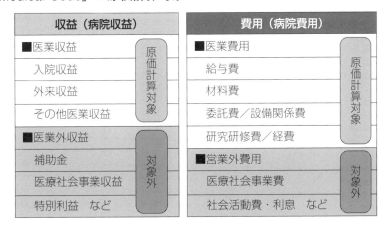

わらず、かかる金額が一定の費用を指します。「固定費」の代表的なものは人件費、設備費、委託費などです。「変動費」とは、一定の変数（病院であれば手術件数、検査件数、在院日数等）に応じてかかる費用が変動する費用のことを意味します。

　一般に、一般企業では変動費率が高いのですが、通常の病院では固定費率が収益の70〜80％を占めると言われています。「Medical Code」の原価計算では「医業外収益」、「医業外費用」は原則として取り込み対象外としています。仮に補助金などを取り込んでしまうと、本来課題となるべき箇所が把握しづらくなるほか、他院とのベンチマークにおいても適切な比較ができなくなるためです。

（2）計算ロジック（図8-2、8-3、8-4）

　損益計算書から取り込む費目が確定したら、次に、配賦ルールを設定します。配賦ルールには大きく「直課」と「配賦」の2種類があります。

　直課：どこの部署で発生したものかが明確な金額について、直接該当部署へ計上

　配賦：どこの部署で発生したものかが明確にできない金額について、一定の配賦ルールを
　　　　設けて（按分率）部署間で按分するという方式

図8-2　「Medical Code」の診療科別原価計算の計算ロジック

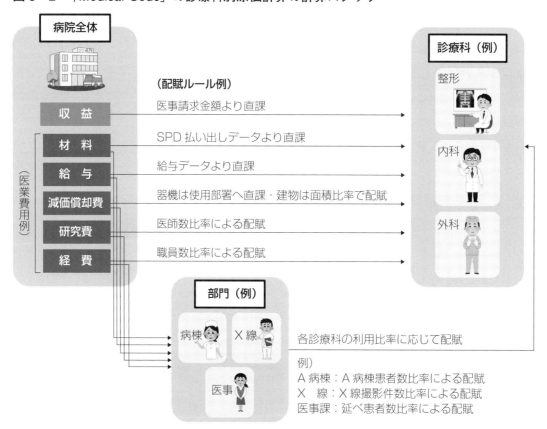

図8-3　病院原価計算の集計方法（病院から診療科別へ）

①病院全体の収益・費用を診療科ごとに集計

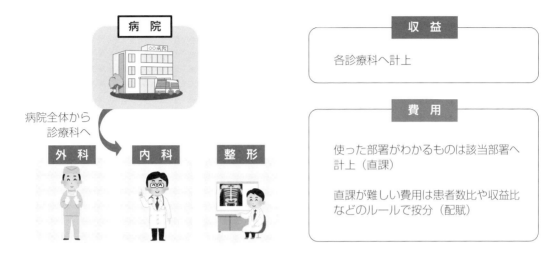

収益

各診療科へ計上

費用

使った部署がわかるものは該当部署へ計上（直課）

直課が難しい費用は患者数比や収益比などのルールで按分（配賦）

図8-4　病院原価計算の集計方法（診療科別から患者別、日数別へ）

②各診療科の収益・費用を 患者ごと入院日数ごとに集計

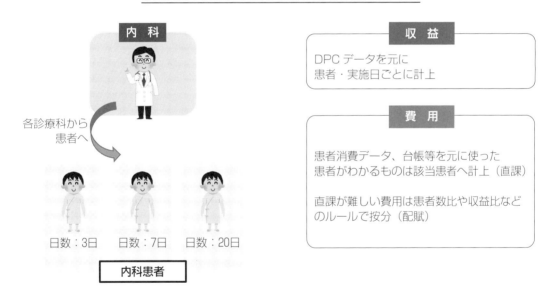

収益

DPC データを元に患者・実施日ごとに計上

費用

患者消費データ、台帳等を元に使った患者がわかるものは該当患者へ計上（直課）

直課が難しい費用は患者数比や収益比などのルールで按分（配賦）

　収益や材料、給与など、院内で診療科・部署が特定できるデータがあれば、これを元に直課を行うことができます。一方、配賦を選ばざるを得ないケースもあります。この場合は、病院建物の減価償却費は面積比率、研究費は医師数比率など、より実態に近い配賦ルールを選択することで、計算結果の納得性を高めることができます。

　診療科以外の部門へ計上された費用については、その部門を利用した診療科へさらに配賦します。このときにも、例えばA病棟の看護師の給与費であれば、A病棟の診療科別延べ患者数を配賦ルールとして利用することで、A病棟を利用した診療科へのみ、延べ患者数

に応じてコストを負担させることができます。

　以上の一連の集計を経て、診療科別の損益データが完成します。ここからさらに患者ごと、日ごとの単位まで集計を行いますが、考え方としては診療科別の原価計算と同様に、直課または配賦により、実態に近いルールで金額を計上していきます。

　「Medical Code」には初期設定段階で100を超える配賦ルールが搭載され、また、200を超える医療機関への導入実績から、基本となる配賦手法の考え方が確立されています。この「Medical Code」の原価計算を活用している病院であれば、配賦手法が共通なので、ベンチマーク分析を実施しても医師からの理解を得られやすいと思います。

　現在、当院では診療科ごと、MDC 6 ごと、DPC ごとの原価計算を実施し、経営改善に活用しています。次章で取り上げる人事評価制度も同様ですが、原価計算も完璧なものを求めるのではなくある程度のところで実践し、「医療の質」、「経営の質」に反映させていくことが重要です。病院で原価計算を実施し、活用しながら精度を向上させていくのが当院の手法です。完璧なものを求めれば、時間と経費の無駄ばかりで経営改善には至りません。

4 診療科別の原価計算結果

　当院での原価計算の結果をみてみましょう。診療科別の原価計算結果をみると、入院では呼吸器内科、整形外科、呼吸器外科が、外来では呼吸器内科、泌尿器科で利益が出ていることが明らかとなりました（図8-5、8-6）。

　MDC 6 別、DPC 別の原価計算結果をみても、呼吸器関係で利益が出ていることが明確で

図8-5　診療科別損益分析（入院）

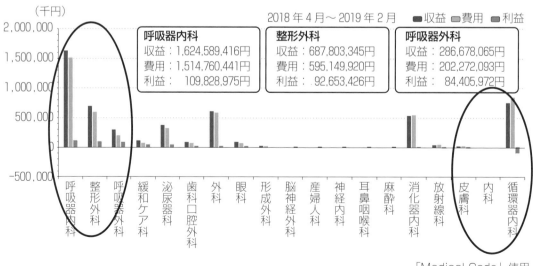

す（図8-7、8-8）。他の病院では考えられないかもしれませんが、当院の強みは呼吸器センターで、呼吸器センター長を中心に、診療報酬制度やDPCに非常に精通しているからです。整形外科において利益が出ているのは、地域包括ケア病棟の活用が大きく寄与しています。

　また、白内障手術患者で大きな利益を上げている点も、他の病院とは異なるかもしれません。原則1泊2日入院ですが、この2日間、できる限り指導料・管理料を算定していることが大きな要因だと思います（図8-9）。

　原価計算に取り組んで大きな結果が得られたのは、悪性腫瘍患者に対する化学療法を実施

図8-6　診療科別損益分析（外来）

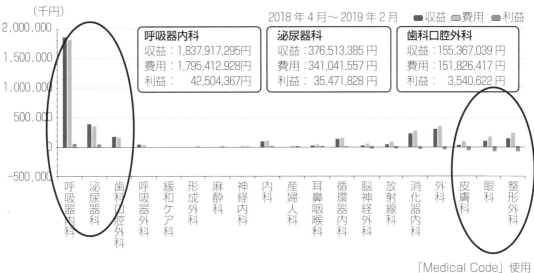

図8-7　MDC6別利益上位10疾患（2019年4月〜2019年7月）

MDC6		件　数	収　益	費　用	利　益
040040	肺の悪性腫瘍	271	256,461,489	216,872,179	39,589,310
040080	肺炎等	116	88,885,491	79,277,499	9,607,992
160800	股関節・大腿近位骨折	30	51,925,661	43,415,504	8,510,156
070230	膝関節症（変形性を含む）	9	18,311,275	12,452,592	5,858,683
040110	間質性肺炎	37	29,494,997	24,736,832	4,758,164
020110	白内障、水晶体疾患	107	21,531,882	16,814,840	4,717,041
11012x	上部尿路疾患	42	17,298,073	13,239,800	4,058,272
040081	誤嚥性肺炎	76	71,365,011	67,940,774	3,424,237
050130	心不全	49	39,211,876	36,514,951	2,696,925
180010	敗血症	10	12,678,910	9,995,645	2,683,265

図 8 - 8　MDC 6 別利益下位10疾患（2019年 4 月〜2019年 7 月）

MDC 6		件　数	収　益	費　用	利　益
050050	狭心症	153	83,453,524	96,396,823	▲12,943,298
050030	急性心筋梗塞	7	14,349,436	21,168,591	▲6,819,155
050210	徐脈性不整脈	9	13,250,382	17,645,406	▲4,395,023
050170	閉塞性動脈疾患	9	8,633,312	11,334,800	▲2,701,487
160690	胸椎・腰椎骨折	17	19,446,450	21,470,782	▲2,024,331
060340	胆管結石、胆管炎	35	26,694,614	28,290,948	▲1,596,334
020230	眼瞼下垂	30	6,148,387	7,670,976	▲1,522,588
080010	膿皮症	7	7,225,836	8,226,504	▲1,000,667
06007x	膵臓、脾臓の腫瘍	18	11,983,350	12,792,480	▲809,130
160720	肩関節周辺の骨折・脱臼	3	6,440,428	7,086,547	▲646,118

する方法の検討です。薬剤ごとに、外来での使用のほうが収益を得られるのか、入院のほう
が収益を得られるのか、過去の実績に基づいて提示したところ（図 8 -10、8 -11）、医局の
先生方から高く評価されました。もちろん患者さんの都合もあり、収益の点からだけで入院
での治療、外来での治療を強制するものではありませんが、医師の頭の隅にこのような原価
計算の結果を入れておいてもらうことが重要です。

図 8 - 9　白内障＋水晶体再建術（片眼）

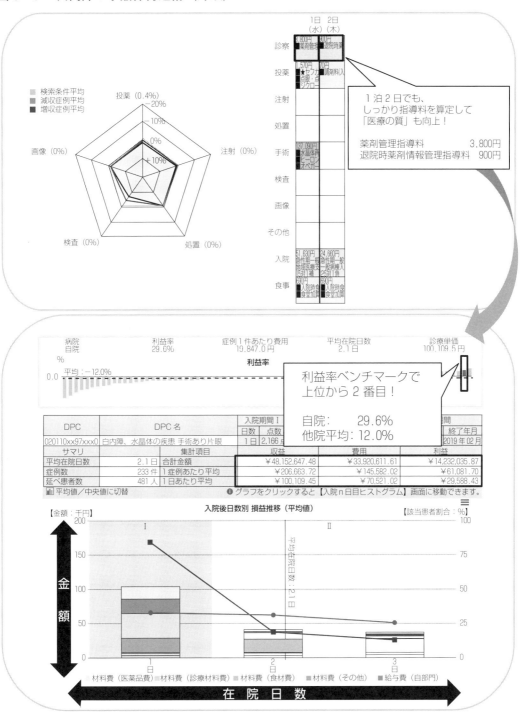

図 8 -10　外来でのアバスチン使用例の 1 症例当たりの収益

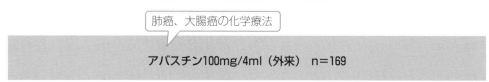

肺癌、大腸癌の化学療法

アバスチン100mg/4ml（外来）　n＝169

データ識別番号	実施日数	【患者日別】医業収益総計	【患者日別】医業費用総計	【患者日別】医業利益総計
2931053	4	1,448,650	1,424,608	24,042
7331028	3	866,250	852,029	14,221
62181052	3	760,160	720,968	39,192
63281042	1	326,120	303,358	22,762
67211052	3	2,198,200	2,149,400	48,800
70479100	1	857,290	845,157	12,133
70521034	4	2,283,000	2,236,392	46,608
77879765	4	1,583,820	1,543,487	40,333
83561050	5	2,414,240	2,339,883	74,357
95469300	1	364,110	348,184	15,926
96085816	2	424,450	405,903	18,547
97050744	4	1,070,330	1,023,714	46,616
97239768	4	1,803,070	1,718,770	84,300
97315865	1	278,870	259,267	19,603
97657787	4	1,615,330	1,512,806	102,524
97689723	4	1,805,000	1,766,304	38,696
98771025	2	1,030,050	1,001,131	28,919
合計		71,825,130	70,770,344	1,054,786

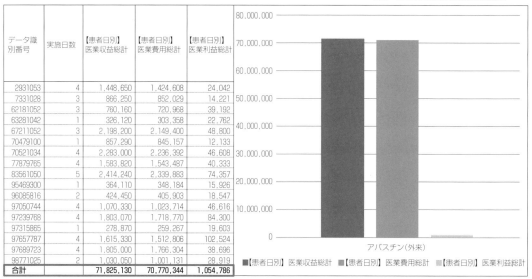

利益：6,241/ 1 症例

図 8 -11　入院でのアバスチン使用例の 1 症例当たりの収益

肺癌、大腸癌の化学療法

アバスチン100mg/4ml（外来）　n＝56

データ識別番号	実施日数	【患者日別】医業収益総計	【患者日別】医業費用総計	【患者日別】医業利益総計
10333219	48	3,685,455	3,076,942	608,513
10426328	15	1,283,303	728,988	554,314
10526218	48	3,718,875	2,687,280	1,031,595
10526721	15	1,207,613	851,690	355,923
10530293	23	1,537,790	1,194,075	343,715
12251054	15	1,199,833	1,120,387	79,446
14751051	39	2,310,225	2,279,677	30,547
32191033	13	1,145,139	844,304	300,835
48241053	31	2,429,278	1,959,241	470,037
53411039	17	1,233,803	1,164,670	69,134
53591053	59	4,778,249	4,776,452	1,798
54811047	12	1,210,357	1,204,641	5,716
62181052	16	1,238,975	867,774	371,201
67211052	16	1,247,165	1,131,657	115,508
90889759	39	1,837,135	1,613,039	224,096
93009546	14	1,184,841	703,052	481,789
98821051	23	2,664,718	2,380,603	284,115
合計		45,040,664	40,907,630	4,133,034

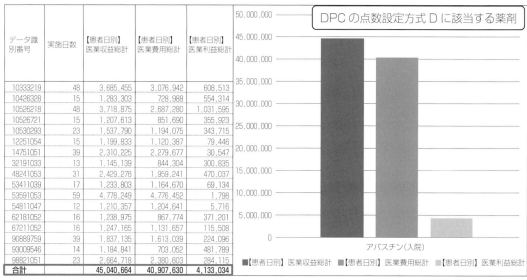

DPC の点数設定方式 D に該当する薬剤

利益：73,804/ 1 症例

病院原価計算マニュアル

1　原価計算とは？

　原価計算という言葉、聞いたことはありましたか？

　原価計算とは、わかりやすく言うと「商品を製造するために、どのくらいコストがかかっているのか？」を正しく知るための計算方法のことです。原価計算を正確に行うことによって、商品を作ってそれを売るためにかかった費用の計算が可能になります。そのため、商品が1個売れるたびに、どのくらいの「粗利」が得られるかを知ることができます。

　「粗利」とは、簡単に言えば商品を売った時に、どのくらいのお金が手元に入ってくるかを表す数値です。企業が存続していくには安定的に利益を計上していく必要がありますから、原価計算を正確に行い、計画的に企業運営を進めていくことが重要となります。原価計算の最終目的は、「利益を拡大すること」となります。

　原価計算を行うためには、一定期間に発生する原価の合計額（材料費、人件費、その他の経費）を集計する必要があります。それぞれの原価は「直接費（商品を作るために使った費用：材料費）」と「固定費（商品を作るために使った費用ではあるが、特定の商品と直接結びつかいない費用：人件費およびその他の経費）」に分けられます。

　具体的に、ハンバーガーショップを例にとって説明します。

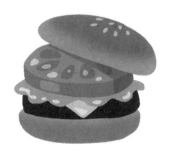

```
ハンバーガー1個の材料費
・パテ1枚　　　：50円
・バンズ1セット：20円
・トマト（20g）：10円
・レタス（20g）：5円
・チーズ1枚　　：5円
　　　　　　合計90円
```

　ハンバーガー1個につき、材料費として90円が必要です。

　次に、固定費をみてみましょう。固定費の中には人件費、店舗の家賃、光熱費、水道代、その他の経費があります。仮にこのお店では4人の従業員が勤務しているとしましょう。

　毎月の給料は1人当たり195,000円を支払っています。総額780,000円になります。

　家賃150,000円、光熱費30,000円、水道代30,000円、その他60,000円で、1カ月あたりの費用は、総額1,050,000円となります。

仮に１カ月（30日）お店を営業し、１日にハンバーガーを200個販売したと仮定すると、材料費、固定費は下記のようになります。

材料費	購入単位	購入単価	1個当たり使用量	1個当たり費用	200個当たり費用	30日当たり費用
パ テ	100枚	5,000	1枚	50	10,000	300,000
バンズ	100セット	2,000	1セット	20	4,000	120,000
トマト	1（140g）	70	20g	10	2,000	60,000
レタス	1（460g）	115	20g	5	1,000	30,000
チーズ	100枚	500	1枚	5	1,000	30,000
合 計				90	18,000	540,000

固定費	1カ月当たり費用	1日当たり費用	1個当たり費用
人件費	780,000	26,000	130
家 賃	150,000	5,000	25
光熱費	30,000	1,000	5
水道代	30,000	1,000	5
その他	60,000	2,000	10
合 計	1,050,000	35,000	175

　すなわち、このお店の１カ月の総費用は、

　540,000円（材料費）＋1,050,000円（固定費）＝1,590,000円

　ハンバーガー１個あたりに換算すると、

　1,590,000円（総費用）÷30（営業日数）÷200（販売個数）＝265円となり、１個当たり265円の費用が掛かっていることになります。

　このお店の利益について考えてみましょう。

　このお店でハンバーガーの価格を350円で販売するとします。30日間営業し、１日に200個販売すれば、お店の利益はどれほどになるかといえば、

　総収入＝350円×200個×30日＝2,100,000円

　すなわち、このお店の１カ月の利益＝210万円－159万円＝51万円

　利益率(%)＝51万円÷210万円（総収入）×100＝約24%

　この利益、利益率で満足できなければ、いろいろと工夫をして対応しなければなりません。利益を上げるには、３つの対応策があります。

①ハンバーガー１個当たりの販売価格を高く設定する

②毎日のハンバーガーの販売個数を増やす

③材料費などの販売コストを減らす

それぞれ正しいと思いますが、実際には問題もあります。

①を実際にやってみれば、販売個数が減少するかもしれません。②を達成するためには、販売価格を下げる必要があるかもしれません。すなわち、①と②はトレードオフの関係となります。

そのため、各お店が考えるのは、何かのおまけをつけて、多少販売価格が高くなったとしても、お客さんに喜んでいただいて、販売個数を増やそうとする方法です（これは病院の原価計算にも応用できます！）。

③については、同業他社の情報も仕入れてコスト削減を心がけます（病院の原価計算でも、他の病院の取り組み方をみてみるベンチマーク分析が必要！）

② 病院において原価計算を活用してみましょう

ハンバーガー店と同じように、病院でも利益を増やすための戦略を考えてみましょう（ハンバーガー店と病院の違いはどこにあるのでしょうか）。

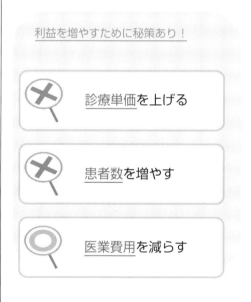

利益を増やすために秘策あり！

診療単価を上げる

患者数を増やす

医業費用を減らす

他病院の現状を調査する

▶ 価格は2年ごとの診療報酬改定によって決められるため、病院ごとに決定できません。
ただし、診療に付加価値を付けることで医療の質が良くなり、結果として単価が上がります。

▶ 地域内の患者数は限られており、今後の人口減少に伴い医療需要も低下していく中では、患者数を増やすのは厳しい状況です。

▶ 薬剤・材料の納入価交渉や、職員の人員配置の見直し、内製化など、コストを抑える方法を検討してみましょう。

▶ 他の病院がどのような診療を行っているのか、また費用はどの程度かかっているのか、ベンチマーク結果から自院の改善ポイントを見つけることが必要です。

病院における原価計算とは、「医療提供のために必要な費用を計算すること」で、目的は、計算結果から改善すべき点を見いだして経営改善を推進していくことです。例えば、ある医療行為を存続させるか否かの判断材料としたり、他の病院との比較により自院の病院運営の課題を明確にしたりすることが大きな目的になります。

病院は一般企業と異なり利益を追求する組織ではありませんが、病院を存続させてい

くためには経営状態の安定化、簡単に言えば「赤字にしない」ことが最終目標となります。

　病院原価計算の集計には、さまざまな手法があります。

　原価計算を行う目的に応じて、集計対象の単位も変わります。

　　例）

　　　　　診療科ごと　（例えば、内科１カ月当たりの損益）

　　　　　部門ごと　　（例えば、薬剤部１カ月当たりの損益）

　　　　　病棟ごと　　（例えば、HCU１カ月当たりの損益）

　　　　　疾患ごと　　（例えば、大腸ポリープ手術１件当たりの損益）

　　　　　機器ごと　　（例えば、MRI１台当たりの損益）

　病院原価計算からわかることとしては、以下の点が挙げられます。

　　損益把握：損益計算書などの財務諸表を正しく作成するために利用します。

　　コスト管理：目標となる原価を設定し、診療においてムダ・ムラ・ムリなどの改善
　　事項がないかをチェックするために利用します。

　　予算管理：事前に、診療に関連する収益・費用を予測し、利益水準を予想します。
　　また、目標利益に向けた各部門の活動水準や目標値を設定するために利用します。

　　経営計画策定：設備投資や人員配置の計画立案にあたって、必要な金額を計算する
　　ために利用します。

　病院で原価計算が必要な理由、それは、昨今の病院経営が非常に厳しい状況にあるためです。

　全国公私病院連盟が実施した2019年６月の「病院運営実態分析調査」によると、自治体病院では繰入金を除くと約９割が赤字となっています。医療は利益を追求するものではありませんが、「赤字にしない」ことが重要です。質の高い、地域にとって必要な医療を提供しつつ、病院経営の安定化を図り、存続させていくことが必要です。

　先ほど「赤字」と言いましたが、病院の収支はどのように計算されるのでしょうか。具体的に、収入と費用の構成をみてみましょう。

　医療サービスの提供によってもたらされた売上のことを「医業収益」といいます。入院収益、外来収益、その他収益が含まれます。民間病院と同一条件とするため、自治体病院の場合でも、繰入金は医業収益に含めないことが基本となります。

　医療サービスの提供のためにかかった費用のことを「医業費用」といいます。材料費には医薬品費、診療材料費、固定費には給与費、委託費、設備関係費、経費が含まれま

す。

　医業収益から費用を差し引くと、利益が求められます。病院の原価計算で利益を見る際のポイントは、費用を段階的に医業収益から差し引いて、各利益の金額・利益率（※）の変化をチェックすることです（※収益に占める利益の割合）。

　　限界利益：医業収益から医薬品費・材料費を差し引いた金額です。近年は高額薬剤の登場により、仮に医業収益が増えていても、限界利益としては減少している場合がありますので要注意です。特に急性期医療を担っている病院で顕著です。「限界利益率(%)＝限界利益÷医業収益×100」として計算されます。

　　貢献利益：限界利益から医師の人件費を差し引いた金額です。診療科ごとに収支を見る際は、まずこの段階で、どの程度の利益を確保できているかがポイントです。

　　診療科利益：貢献利益から、職員の給与費・委託費を差し引いた金額です。委託費には消費税がかかるため、今後の消費増税の動向を踏まえて職員の直営化についても検討してみるとよいのではないでしょうか。

　　医業利益：診療科利益から設備関係費・経費を差し引いた金額です。全費用を差し引いた最終的な利益がマイナスとなっていれば「赤字」病院です。

　各利益金額や利益率について、診療科間や他病院とベンチマークする場合には注意が必要です。例えば「限界利益率78%」とひと口に言っても、内科系と外科系、急性期病院と慢性期病院では診療内容（手術、化学療法の実施件数）が異なり、数値の意味合いも大きく異なります。最近では真の急性期医療を実践している病院では、高額薬剤の登場により限界利益率70%以上を維持するのは非常に厳しくなっています。経営数値を比較する場合には、その前提として病院の特性、比較対象とする条件を確認していくことが重要です。

　さて、病院の利益を増やすための戦略はどのようになるでしょうか。ハンバーガー店での例を参考に考えてみましょう。

①診療単価を上げる（×）

　価格は２年ごとの診療報酬制度により詳細に決められているので、ハンバーガー店と異なり病院独自に価格を決定することはできません。

②患者数を増やす（×）

　地域の患者数は限られており、今後人口減少に伴い患者数の増加は厳しい状況です。

　近隣の病院も新規患者数の増加に向けて努力していますから、なおさら難しいと思います。

③医業費用を減らす（○）

　薬剤・材料の納入交渉や職員の人員配置の見直し、委託業務の見直しなど、コストを

抑える方法を検討してみましょう。

④他病院の現状を調査する（○）

　他の病院がどのような診療を行っているのか、また費用はどの程度かかっているのかをベンチマーク分析の結果から自院の立ち位置を明確にし、改善ポイントを見つけることが効果的です。

　このように①、②について、残念ながら病院経営においてはマネジメントが困難です。ただし、①については「医療の質」と「経営の質」を同時に向上させる秘策があります。

　③については、ハンバーガーショップと同様に、病院でも有効な戦略となります。ただ、常日頃から経営改善を推進している病院においては、やみくもにコスト削減を図っても、成果を出すことは難しいでしょう。コスト削減のみを強調し、「医療の質」を無視して委託化が進められてきたことについてもそろそろ再検証の必要があるのではないでしょうか（特に医事課業務、病院給食）。

　各種医学管理料・指導料を算定することによって、診療に付加価値をつけることができれば、「医療の質」と「経営の質」を同時に向上させることができます。2018年12月31日号の雑誌『PRESIDENT』（プレジデント社）では、患者が質の高い病院を選ぶ際のチェックポイントとして、診療明細書にある医学管理料の確認を挙げています。

　患者側の視点においても、質の高い医療サービスを受けるために各種医学管理料・指導料への注目度が上がってきていることは注目すべきと言えるでしょう。各種医学管理料・指導料の算定が漏れていないか、他院と比較して使用する薬品、医療材料にコストがかかりすぎている箇所がないかなどを見直し、経営的な影響度の大きいところから効率的に利益改善につなげていくことができます。

　ハンバーガーショップと病院では、価格設定（診療単価）と販売数量（患者数）の点において取り得る戦略に違いがありました。病院経営においては法制度上の制限事項が多く、限られた選択肢の中で病院存続を目指していかなければいけない点で、経営層に対してはより難しいマネジメントが求められていると言えるかもしれません。

　しかしながら、ハンバーガーショップと病院のいずれのケースにおいても、商品・サービスの付加価値向上⇒顧客の満足度向上⇒利益の拡大という基本的な流れは同じです。質の高い、地域にとって必要な医療を提供し続けるために、実践的な原価計算をスタートとしてこれからも改善活動を推進し、健全経営を維持していくことが重要になってきています。

ちょっと一息、コーヒーブレイク⑮

病院における業務委託の問題点

　病院経営において人件費の削減や事業の効率化を進めるうえで、業務委託を導入している病院が多くみられます。病院での業務委託については、時代の流れを読めない不勉強な管理部門はすぐに民間業者への業務委託を口にする傾向があるように感じます。しかし、消費税が10％に引き上げられ（この先さらに引き上げられる可能性がある）、少子化による若手人材不足により委託料は年々上昇傾向にあり、以前に比べて直営と委託のコスト差がなくなってきています。

　業務委託では委託費（人件費）、すなわち病院が支払う金額のみを意識しており、委託業者による「医療の質」を問題視していないことが多いようです。厚労省の「平成29年度病院経営管理指標」によれば、医療費における委託費の占める割合は自治体病院で9.7％、社会保険関係団体で5.4％、その他公的病院（日赤、済生会、厚生連等）で6.2％、医療法人で5.4％になっており、自治体病院における委託の割合が際立って高いという結果でした。特に、患者に直接影響を及ぼす医事課業務と給食業務の委託については、今から約20年前に病院原価計算の重要性が論議され始めた頃、真っ先に委託化に向けて誘導されたことを思い出します。その当時は「医療の質」は問題にされず、単に支出を抑制するという点のみで考えられていました。

　近年、経営感覚に優れた自治体病院では直営と委託のコストの比較、「医療の質」の比較を行い、自院で優秀な人材を養成するという考え方に基づき、委託をやめて直営化に踏み切る流れになってきています。当院でも医事課と給食部門は直営です。病院を車にたとえると、医事課業務はエンジン部門であり、純正のエンジンではなく他の車のエンジンでうまく走れるわけがありません。性能の良いエンジンにしていくには純正のものを正しく整備し、維持していくことが重要と考えています。

　一般社団法人「医療関連サービス振興会」の「医療関連サービス実態調査結果」による委託率の推移をみても、医療事務は2003年が最高の委託率（42.9％）で、それ以後下降傾向にあり、2018年度は35.9％になっています。一方、給食業務は2016年度が70.3％で、現在も上昇していません。病院給食の外部委託の目的はこれまで主にコスト削減でしたが、近年、給食業務の質が問題とされてきており、治療内容を考慮したうえで、おいしく、見た目もきれいな食事を提供し、さらに管理栄養士による栄養業務に専念することこそ患者が満足すると思われるので、委託ではなかなか難しいと思われます。経費削減だけで委託を選択する時代は終わったと考えています。

第9章
当院の医師人事評価制度の導入と課題

　2020年4月は診療報酬制度改定が行われましたが、今回は点数の増減や新設項目が比較的少なく、「医療現場における働き方改革」に重点が置かれたように感じられます。医療資源には限りがあり、当院のような地方の中規模の公立病院においては相変わらず医師不足が続いており、急に医師の増加は期待できません。

　一方、近年は患者・家族からの医療に対するニーズは増大傾向にあり、質の高い医療を提供して病院運営を継続していくには医師の働く環境を整備して、医師のモチベーションを高めていくことが課題です。

　一般的に医師のモチベーションの向上には、次のような項目が指摘されています。

　①働きに応じた報酬（現状では医師としての技量、能力は一切評価されず、医師免許取得からの年数で給与が決められている）、②公平感のある処遇（毎年頑張った医師と、そうでない医師との差が明確にされていない）、③感謝される、尊敬されるといった社会的動機、④専門医、指導医資格取得のための環境整備、⑤「自分たちを大切にしてくれる病院である」という認識、などです。今、医師の働き方改革が問題にされていますが、この究極の目標が、医師の人事評価ではないかと思います。

　当院では最少の医師数になった2008年4月より、急性期医療を担う病院としてDPCを導入し、全職員の意識改革とチーム医療により病院経営改善を達成してきました。病院における人事評価制度導入状況についてのいろいろなアンケート報告によれば、現状では約70％の病院でなんらかの人事評価制度が導入されています。ただ、人事評価制度を導入している病院でも、医師に対する人事評価制度が最も出遅れているようです（50～60％）。

　第9章では、地方公営企業法一部適用の当院において、12年前より他の職種に先がけて導入した医師人事評価制度について説明します。

1　自治体病院において医師人事評価制度導入が困難な理由

　一般の病院以上に、自治体病院における医師人事評価制度の導入が困難な理由として、次

の3点が挙げられます

（1）給与制度の改正の煩雑さ

　自治体病院において医師の給与制度を変更する場合、行政側、議会側にその必要性を理解してもらい、そのうえで条例改正が必要となります。そのために医師人事評価制度に関しても、その変更手続きの煩雑さから院長、事務方が二の足を踏んで躊躇している病院が多い現状です。たとえ事務的に煩雑であったとしても、これをクリアすれば当院のような地方公営企業法の一部適用の病院でも人事評価制度の導入は可能です。

　しかしながら、2016年4月からの地方公務員法等の改正により、各地方公共団体や地方独立行政法人は人事評価制度を導入しなければならなくなりました。能力・実績に基づく人事管理の徹底が必要とされるようになってきており、以前よりも公立病院における医師人事評価制度の導入の困難さは軽減してきていると思います。

（2）原資の確保が困難

　自治体病院の経営は大変厳しい状況であり、医師人事評価制度を導入したとしても、給与に反映させるだけの原資が確保できないのが現状です。幸い、当院では2008年4月のDPC導入を契機に全職員の意識改革を行い、病院経営改善の兆しが見えてきたこともあり、行政側、議会側も医師人事評価制度の必要性・重要性を理解し、原資を確保することが可能となりました。

（3）医師の業績評価が困難

　これは自治体病院に限ったことではありませんが、一般に医師人事評価制度を導入する場合には、評価基準を設定することが基本です。これまで医療現場では業績評価の設定根拠が不明確であり、客観的なデータが乏しかった実情があります。しかしながら、現在ではDPCを導入したことで臨床データのベンチマーク分析ができ、他の病院の医師と比較することで、EBMに基づいた業績目標の設定が可能となりました（医師には明確な根拠あるデータを提示すると納得が得られやすい）。

　病院上層部は診療報酬制度とDPCを正しく理解して取り組めば経営が大きく改善することを認識し、その貢献度に応じて人事評価を実践することが必要です。ただし、人事評価制度を導入すれば、直ちに経営が改善するわけではないことを十分に認識しておくことも重要です。

当院の医師人事評価制度

（1）医師人事評価制度導入に対する背景

　当院では他の職種に先駆け、まず医師の人事評価制度を導入しました。その背景には次のような理由がありました。

①全国的に医師不足が指摘されるなか、特に地方の自治体病院にてこの傾向は一層強く、労働環境の問題から勤務医の開業志向に拍車がかかり、病院に残された医師の仕事量はさらに増加するという悪循環状態にありました。このような厳しい労働環境のなか、病院の掲げるビジョン、方針に共感し貢献してくれている医師のモチベーションを維持し、より長く当院に勤務してもらうためになんらかの方策が必要と考えていました。

②経営改善のために設置された「松阪市民病院あり方検討委員会」の答申でも、医師の給与制度については「医師人事評価制度を導入し、個人の勤務実績や仕事に対する意欲を評価し、これを昇給・昇格と連動させ、職員の意欲向上を図れる制度にすべきである」と述べられ、行政側にも議会側にも人事評価制度の必要性が理解され、年間医業収益の0.5%（導入当初の2008年度は約2,500万円）を原資とし、勤勉手当として支給されることが議会で決定されました。

③厳しい医療環境のなか、救急医療、通常医療に日夜努力してくれている医師の貢献度に対し報いたいという当時の院長の熱い想いがあり、実現可能となりました。

（2）医師人事評価制度導入までの経緯

　2006年4月、院長、事務部長、事務部長補佐、看護部長、外部のコンサルティング会社（日本経営戦略人事コンサルティング社、現在の株式会社日本経営）からなるプロジェクトチームを結成し、医師のヒアリング（3回）と説明会（4回）を開催しました。そこで挙がった内容に加え、「何を評価するのか」という点を重要視し、病院側の期待する内容を加えて制度を構築しました。原資の捻出が困難でしたが、経営改善の兆しが見え、院長の努力により2008年12月に1回目の医師人事評価制度を実施し、「勤勉手当」を支給することができました。

　医師には人事評価制度導入に対する誤解のないように、ヒアリングや説明会を何回も実施することがポイントのように思います。

（3）医師人事評価制度の特徴

　当院の医師人事評価制度の特徴は、次のとおりです

図9-1　医師人事評価制度：現金で院長（現. 名誉院長）より支給される勤勉手当

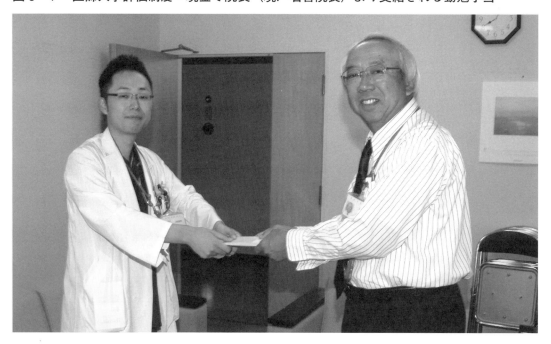

①当院は、地方公営企業法の一部適用の病院であり、医師とはいえ松阪市給与条例で規定されているなかでの導入。

②全職種の中で、医師に対して最初に人事評価制度を導入し、その後順次、他の医療職にも導入していくことを院長が明言。

③年間医業収益の0.5％を人事評価制度による「勤勉手当」の原資として確保し、マイナスの評価はしないため、医師にとって不安要素はない。ただし、前年度の経営状況が赤字であれば、規定どおり「勤勉手当」として満額支給されるとは限らないことも院長が明言（これが11年連続黒字になっている１つの原因かもしれません）。

④６月、12月のボーナス支給日に、人事評価結果のコメントとともに給料、ボーナスとは別に「勤勉手当」として現金で支給（図9-1）。

（4）医師人事評価制度の概要

　医師人事評価制度は行動評価、業績評価、特記事項評価の３つの評価で構成されています（図9-2、9-3）。このうち、行動評価は①患者対応に関する評価、②各種連携に関する評価、③病院運営貢献に関する評価に分かれ、合計12項目あります。各項目を「Ｓ：５点、Ａ：４点、Ｂ：３点、Ｃ：１点、Ｄ：０点」で評価し、満点であれば60点となり、図9-4のように職位によるウエイト（％）を乗じた点数が行動評価の点数となります。

　業績評価は診療科、もしくは個人ごとに目標を設定し、目標に対する達成率を点数化して評価します。「Ｓ（達成率120％以上）：５点、Ａ（110～120％）：４点、Ｂ（100～110％）：３

図9-2　医師人事評価制度の全体像

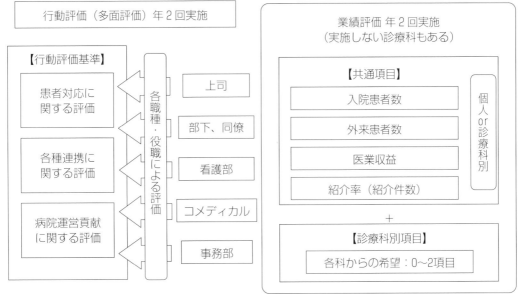

図9-3　医師人事評価制度の内容

評価内容	具体的な内容	手　法	評価機関
行動評価	①患者対応に関する評価 ②各種連携に関する評価 ③病院運営貢献に関する評価	多面評価	上半期 4～9月
業績評価	年度当初に各診療科に目標を設定してもらい、その達成率と病院への貢献度を評価する	上司評価	
特記事項評価	上記2つの評価内容以外で特別評価に値する項目があった場合に評価する（学会発表、投稿論文、地域貢献、委員会活動、など）	院長評価	下半期 10～3月

点、C（90～100％）：2点、D（90％未満）：1点」の合計点とし、行動評価と同じようにウエイト（％）を乗じて業績評価の点数とします。特記事項評価は、特別に評価に値する項目があった場合に院長が評価するものです。

　行動評価、業績評価、特記事項評価の点数を合計し、その得点に4,000円を乗じた金額を勤勉手当として支給しています。図9-5は、2008年度の役職別の勤勉手当支給金額の上限で、図9-6は2010年6月に実際に支給された「勤勉手当」の分布です。

図9-4 行動評価と業績評価のウエイト率

区 分	行動評価	業績評価
院長、副院長	20%	80%
診療科長	30%	70%
診療部長	50%	50%
医 員	70%	30%

松阪市民病院では診療科長は診療科の代表で、診療部長より上位に位置付けられている

図9-5 医師人事評価制度に基づく「勤勉手当支給金額」

役 職	S	A	B＋	B	B－	C	D
院長、副院長	490	410	330	250	160	70	0
	1,960,000	1,640,000	1,320,000	1,000,000	640,000	280,000	0
診療科長	410	340	270	200	130	60	0
	1,640,000	1,360,000	1,080,000	800,000	520,000	240,000	0
診療部長	360	300	240	180	120	60	0
	1,440,000	1,200,000	960,000	720,000	480,000	240,000	0
医 員	300	250	200	150	100	50	0
	1,200,000	1,000,000	800,000	600,000	400,000	200,000	0

行動評価、業績評価、特記事項評価の点数を合計し、各得点に4,000円を乗じた額を勤勉手当として、支給する（上段：得点、下段：金額（円） 下段の数字は年間の支給金額上限 2008年度の場合）

図9-6 医師人事評価制度に基づく「勤勉手当支給金額」の分布（2010年6月支給分）

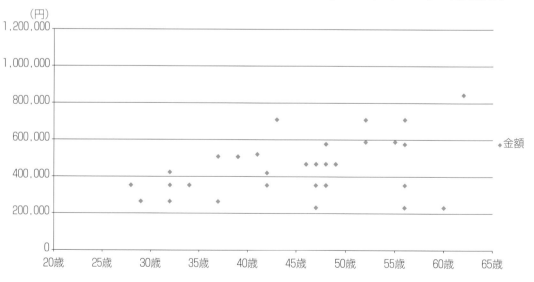

（5）医師人事評価制度がうまく定着できた理由

医師人事評価制度導入から12年が経過し、順調に定着しつつあります。その理由は、以下のような点が考えられます。

①マイナス評価を行っていない。

②病院経営状況が著しく改善でき（11年連続黒字）、「病院の経営状況が改善すれば評価される」という意識が医師に芽生えた（逆に赤字になれば勤勉手当が満額支給されないという意識が定着）。

③評価の公平さ、すなわち個々の医師から不満は一切聞かれず、人事評価制度による勤勉手当の支給金額に対する問い合わせもないことから、当院における人事評価制度が適切に評価されていることがうかがわれる。

（6）人事評価制度による勤勉手当支給額の推移と問題点

当初、医師人事評価制度の原資は、前年度医業収益の0.5％以内で確保することとされました。その後、看護師の人事評価制度導入にあたっては、医師人事評価制度も含めて前年度医業収益の1.5％の範囲内となり、さらにその他の医療職を人事評価制度の対象に含める際には多少の問題が浮上しましたが、1.5％の範囲内ですべて賄うことで市当局との合意が得られています。

幸い、これまで病院経営状況は過去最高の医業収益を達成できており、勤勉手当も満額支給され、支給金額は2008年度の約995万円から2019年度は約１億2,000万円になっています（図9-7）。しかし最近、高額薬剤使用による医業収益の増大が大きな問題となっていま

図9-7　人事評価制度による勤勉手当支給総額の推移

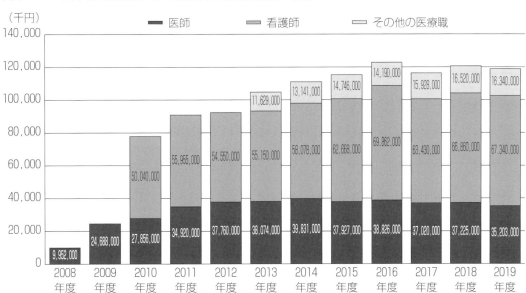

す。医業収益は増大するものの利益が減少する状況では、人事評価制度の結果を「勤勉手当」として満額支給することは難しくなってきました。

　当院の人事評価制度の反省点としては、原資の確保を「**前年度医業収益の1.5％の範囲内**」としているのが適切かどうか、「**各医師のポイント×4,000円**」も少し多すぎるのではないか、ということです。そろそろ見直す必要があるように感じています。

　病院は特殊な職場である、というこれまでのような考え方は医師にも通用しなくなってきています。単に「頑張れ！　頑張れ！」と院長、事務長が号令をかけても動かない時代になってきました。医師をはじめ、看護師、その他のコメディカル職員も、「自分の日々の働きぶりを正しく評価されたい」という時代になりつつあることを病院上層部が認識し、人事評価制度導入の必要性を認識する必要があります。

ちょっと一息、コーヒーブレイク⑯

医師の人事評価制度の現状

　専門的な職種の集合体である病院は、これまで給与面においては年功序列制が一般的でした。当然医師も同様で、頑張った医師も頑張っていない医師も、給料は医師免許取得後の年数だけで評価されることが多いと思います。同じ病院の中でも懸命に努力して仕事をする医師とそうでない医師がいた場合、適切な評価がなければ前者は報われません。もうそろそろ病院、すなわち医療現場といえども一般企業と同じように考えていく時代だと思います。

　「平等ほど、不平等はない」と考えています。特に自治体病院では、毎日のんびりと仕事をしている医師が高給取りであるのに疑問を持つ医師も増えていると思います。適切な評価は医師にとってもモチベーションの向上につながります。大学医学部を卒業する学生諸君も、就職を希望する病院が医師人事評価制度を導入しているかどうか、を考慮していく時代になってきていると思います。研修医募集のところでも、病院の規模、年間の手術件数や検査数だけでなく、自院の医師人事評価制度の状況もアピールするとよいでしょう。大学生に人気がある企業の要因の１つが人事評価制度を導入しているかどうか、という点であるともいわれています。

第10章

アンケート調査結果の報告

 公立病院における医師人事評価制度の現状

　これまで全国の自治体病院における人事評価制度、なかでも実施が困難とされてきた医師に対する人事評価制度の状況に関するまとまった資料がなかったため、これから医師人事評価制度を導入する病院に多少なりとも参考になるように、2013年11月に１回目の「公立病院における人事評価制度導入状況」のアンケート調査を行い、2014年10月にはその結果に基づき２回目の「公立病院における医師人事評価制度導入状況」についてアンケート調査を実施しました。それから約４年が経過した2018年、３回目の「公立病院における医師人事評価制度の運用アンケート調査」を実施しましたので、その結果について主な項目を報告します。

　2014年５月に交付された地方公務員法および地方独立行政法人の一部改正に伴い、公立病院における人事評価制度の構築・運用が進むなか、今後、医師の人事評価制度導入は公立病院（地方独立行政法人を含む）における病院経営に大きく影響するものと考えています。こうした状況を踏まえ、これまで実施してきたアンケート結果とどのような違いが見られるかを調査しました。

　アンケートでは経営形態別集計（地方公営企業法（一部適用、全部適用）、地方独立行政法人（公務員型、非公務員型）、指定管理者制度）や地域別集計（北海道、東北、関東、中部、近畿、中国・四国、九州・沖縄）でのクロス集計分析も実施しています。

　なお、当院における人事評価制度導入から実際の運用方法、結果につきましては、2014年６月に出版しました拙著『必ず役に立つ病院人事評価制度導入の手引き』（株式会社 MAS ブレーン）を参考にしてください。

◆公立病院における医師人事評価制度導入についてのアンケート調査結果

　第３回の調査では、2013年に実施したアンケート調査で「人事評価制度を導入している」と回答した公立病院のうち、導入対象を「医師」と答えた病院、および「人事評価制度導入

予定」と答えた病院の計145施設にアンケート調査票を郵送し、103病院から回収（回収率71.0％）が得られ、本アンケート調査に対する関心の高さをうかがえる結果でした。第1回のアンケートの回収率は49.8％、第2回は60.3％で、今回の回収率はこれまでで最高になりました。20の質問項目のうち、主なものについて報告します。

（1）医師人事評価制度の運用期間

　アンケート調査の時点で回答のあった102病院中、「医師人事評価制度を導入していない」35病院（34.3％）、「導入後1年未満」3病院（2.9％）、「導入後1年～5年未満」35病院（34.3％）、「導入後5年～10年未満」17病院（16.7％）、「導入後10年以上」12病院（11.8％）であり、医師人事評価制度導入後1年～5年未満の病院が最も多く、2014年5月の地方公務員法および地方独立行政法人法の改正により人事評価制度の導入が義務づけられた以後に導入されたことが推察されます。2回目の調査で「医師人事評価制度導入予定」としながら、いまだに医師に対して導入されていない病院が35病院（34.3％）もあることは非常に残念な結果でした。さらに導入後10年以上経過している病院は12病院（11.8％）と少数であり、まだまだこれからの課題と思われます（図10-1）。

（2）医師人事評価制度の効果について（3つまで複数回答可）

　医師人事評価制度の効果について、医師人事評価制度を導入している65病院からの回答を分析すると、その効果は「経営層がより医師に関心を持った」19病院（29.2％）、「医師のモチベーションが向上した」16病院（24.6％）、「医師間のコミュニケーションが活性化した」12病院（18.5％）、「収益が改善した」6病院（9.2％）、「医師のマネジメントが向上した」5

図10-1　医師の人事評価制度の運用期間

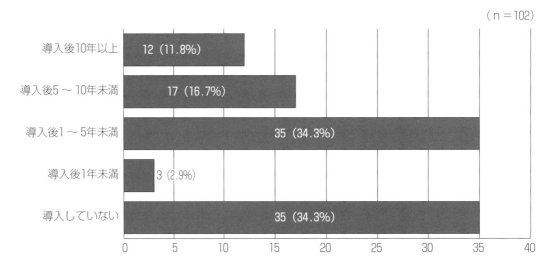

（n＝102）

（病院数）

図10- 2　医師の人事評価制度の効果（複数回答可）

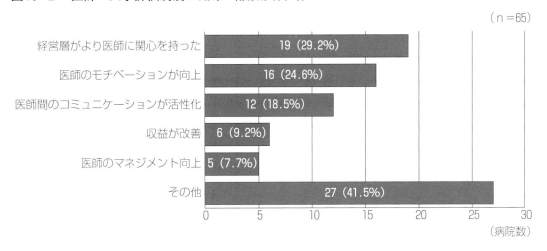

（n＝65）

経営層がより医師に関心を持った　19（29.2%）
医師のモチベーションが向上　16（24.6%）
医師間のコミュニケーションが活性化　12（18.5%）
収益が改善　6（9.2%）
医師のマネジメント向上　5（7.7%）
その他　27（41.5%）

（病院数）

病院（7.7％）であり（図10-２）、予想されたことですが、医師の人事評価制度導入が経営改善につながらないことが明白となりました。

　「経営層がより医師に関心を持った」、「医師のモチベーションが向上した」、「医師間のコミュニケーションが活性化した」、「収益が改善した」、「医師のマネジメントが向上した」のうち、ひとつでもチェックした病院を仮に「医師人事評価制度導入により効果が出た病院」と定義し、この後、詳細な分析を実施しました。

（3）医師人事評価制度を導入してから効果を感じるまでの期間

　医師人事評価制度の効果を感じるまでの時間についてみると、67病院中、「効果を感じていない」34病院（50.7％）、「導入後１年未満」１病院（1.5％）、「導入後１年〜５年未満」23病院（34.3％）、「導入後５年〜10年未満」７病院（10.4％）、「導入後10年以上」２病院（3.0％）であり（図10-３）、約50％は効果を感じていないことが明らかになりました。

　医師人事評価制度の効果判定には、導入後５年が１つの目安となる期間のように思われます。医師の人事評価制度導入後５年を経過しても効果を感じられなければ、根本的に問題点があることも考慮して検討する必要があるのではないかと思われます。

（4）医師の人事評価制度に対する医師の反応

　医師人事評価制度に対する医師の反応は、回答のあった69病院中、「関心がない」31病院（44.9％）、「肯定的に受け止めている」23病院（33.3％）、「否定的に受け止めている」４病院（5.8％）でした（図10-４）。

　第２回の医師人事評価制度のアンケート調査でも同じ質問をしていますが、同様の結果であり、医師が関心を示していないケースがほぼ過半数を占め、医師に対して人事評価制度実

図10- 3　医師の人事評価制度を導入してから効果を感じるまでの期間

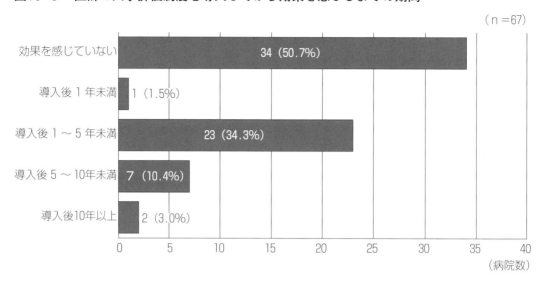

（ n ＝67）

- 効果を感じていない　34（50.7%）
- 導入後 1 年未満　1（1.5%）
- 導入後 1 ～ 5 年未満　23（34.3%）
- 導入後 5 ～ 10年未満　7（10.4%）
- 導入後10年以上　2（3.0%）

（病院数）

図10- 4　医師の人事評価制度に対する医師の反応

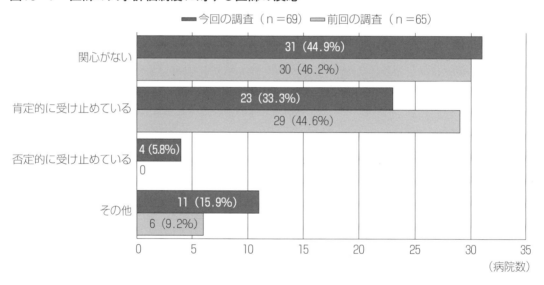

■今回の調査（ n ＝69）　■前回の調査（ n ＝65）

- 関心がない　31（44.9%）／30（46.2%）
- 肯定的に受け止めている　23（33.3%）／29（44.6%）
- 否定的に受け止めている　4（5.8%）／0
- その他　11（15.9%）／6（9.2%）

（病院数）

施前の説明と処遇への反映が明確でないと、医師が関心を示さないことが想定されます。

（5）医師人事評価制度の種類について（複数回答可）

　医師人事評価制度の種類については回答のあった72病院中、「能力評価（本人に期待される能力の発揮度合い、新規能力の発揮度合いを評価する）」49病院（68.1％）、「情意（態度）評価（規律性、協調性、積極性、責任性などの情意、態度を評価する）」48病院（66.7％）、「業績評価（診療報酬や医業利益などの業績にどれほど貢献したかを測り評価する）」46病院（63.9％）、「目標評価（評価者との間で目標に関する合意を結び、それに対する達成度合い

図10-5　医師の人事評価制度の種類（複数回答可）

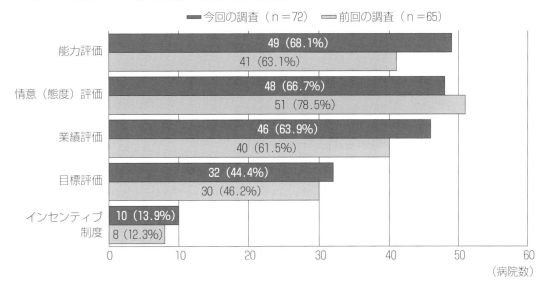

を評価する）」32病院（44.4％）、「インセンティブ制度（論文数、研修実施回数、手術件数など基準となる行為に対して対価を評価する）」10病院（13.9％）で（図10-5）、前回と同じような傾向でした。

　ただ、今回は前回に比し「情意評価」の割合が減少し、「能力評価」、「業績評価」の割合が増加していました。医師のモチベーションや育成にも考慮すると、投稿論文、学会発表、手術件数も重要な要素です。行政で使用している人事評価制度を病院、特に医師にそのまま使用したのでは、医師の関心は得られないと思います。

（6）医師人事評価の効果を高めるのに必要なこと（3つまで複数回答可）

　医師人事評価の効果を高めるのに必要なことについては、回答のあった74病院中、「医師への十分な説明」54病院（73.0％）、「運用しやすい制度」46病院（62.2％）、「経営幹部の意思決定・浸透力」29病院（39.2％）、「事務的作業量の軽減」25病院（33.8％）、「処遇反映金額の多さ」23病院（31.1％）、「医局との良好な関係」8病院（10.8％）、「専任担当者の配置」4病院（5.4％）、「コメディカルの協力」3病院（4.1％）でした（図10-6）。

　どの病院も初めての取り組みであり、人事評価制度を効率よく運用するためにも、誤解を招かないように、医師へは十分に説明することが最も重要であることが明白です。ちなみに、当院では医師人事評価制度を導入する前に、2年間をかけて制度の構築、意義の説明、ヒアリングを実施しており、準備期間として1年半〜2年が必要だと感じています。

（7）医師人事評価制度の効果を妨げる要因（3つまで複数回答可）

　逆に、医師人事評価制度の効果を妨げる要因についてみると、回答のあった75病院中、

図10-6 医師の人事評価制度の効果を高めるために必要なこと（3つまで複数回答可）

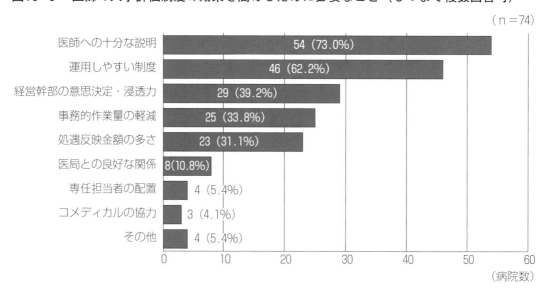

（n＝74）

	病院数	割合
医師への十分な説明	54	(73.0%)
運用しやすい制度	46	(62.2%)
経営幹部の意思決定・浸透力	29	(39.2%)
事務的作業量の軽減	25	(33.8%)
処遇反映金額の多さ	23	(31.1%)
医局との良好な関係	8	(10.8%)
専任担当者の配置	4	(5.4%)
コメディカルの協力	3	(4.1%)
その他	4	(5.4%)

（病院数）

図10-7 医師の人事評価制度運用の効果を妨げる要因

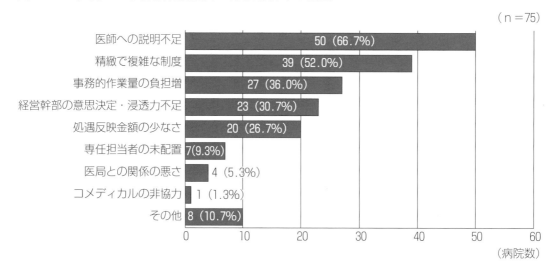

（n＝75）

	病院数	割合
医師への説明不足	50	(66.7%)
精緻で複雑な制度	39	(52.0%)
事務的作業量の負担増	27	(36.0%)
経営幹部の意思決定・浸透力不足	23	(30.7%)
処遇反映金額の少なさ	20	(26.7%)
専任担当者の未配置	7	(9.3%)
医局との関係の悪さ	4	(5.3%)
コメディカルの非協力	1	(1.3%)
その他	8	(10.7%)

（病院数）

「医師への説明不足」50病院（66.7％）、「精緻で複雑な制度」39病院（52.0％）、「事務的作業量の負担増」27病院（36.0％）、「経営幹部の意思決定・浸透力不足」23病院（30.7％）、「処遇反映金額の少なさ」20病院（26.7％）、「専任担当者の未配置」7病院（9.3％）、「医局との関係の悪さ」4病院（5.3％）、「コメディカルの非協力」1病院（1.3％）でした（図10-7）。医師への説明の重要性が改めて確認できました。

（8）医師人事評価制度のフィードバック面談

　医師人事評価制度のフィードバック面談についてみると、回答のあった75病院中、

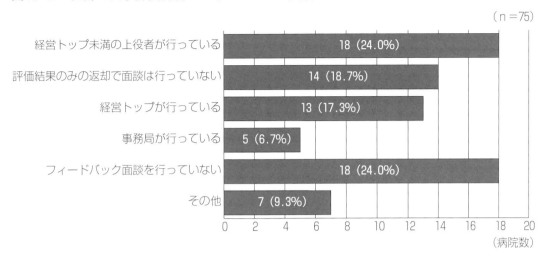

図10-8　医師の人事評価制度のフィードバック面談

（n＝75）

- 経営トップ未満の上役者が行っている　18（24.0%）
- 評価結果のみの返却で面談は行っていない　14（18.7%）
- 経営トップが行っている　13（17.3%）
- 事務局が行っている　5（6.7%）
- フィードバック面談を行っていない　18（24.0%）
- その他　7（9.3%）

（病院数）

「フィードバック面談を行っていない」18病院（24.0%）、「経営トップ未満の上役者が行っている」18病院（24.0%）、「評価結果のみの返却で面談は行っていない」14病院（18.7%）、「経営トップが行っている」13病院（17.3%）、「事務局が行っている」5病院（6.7%）で（図10-8）、何らかの形でフィードバック面談を実施しているのは36病院（48.0%）であり、医師のモチベーションを向上させ、医師人事評価制度の精度をより良いものにしていくためにも、フィードバック面談を有効に活用していくことが重要と考えています。

　特に「医師の人事評価制度導入により効果のあった」40病院中、何らかのフィードバック面談を実施しているのは33病院（82.5%）で、フィードバック面談が制度の効果に大きく影響しています。医師人事評価制度の目的は処遇を決定するだけのものではなく、モチベーションの向上でもあるので、何らかの形でフィードバック面談を実施することが望まれます。

（9）医師人事評価制度における加点、減点方式

　医師人事評価制度における加点、減点方式についてみると、回答の得られた71病院中、「加点評価、減点評価の双方を評価段階に取り入れている」39病院（54.9%）、「期待基準を上回った場合や顕著な功績があった場合のみ加点的に評価している」24病院（33.8%）、「期待基準を下回った場合や目標に至らなかった場合のみ減点的に評価している」1病院（1.4%）で（図10-9）、前回のアンケート調査と比較すると、加点的に評価している割合が大きく増加し、加点的・減点的の双方で評価している割合の減少が目立ちます。

　医師人事評価制度をうまく運用していくためにも、減点方式より加点方式のほうが医師のモチベーション向上に影響することが想定されます。「医師の人事評価制度で効果のあった」40病院中39病院（97.5%）では何らかの加点方式を採用しており、制度の効果にはこの加点

図10- 9　医師の人事評価制度における加点、減点の方式について

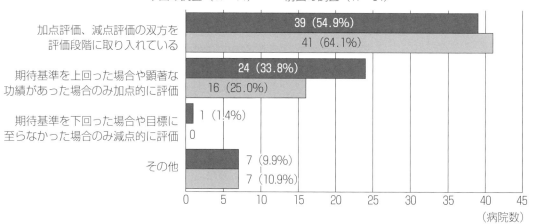

的な取り扱いが大きく影響することが明白です。民間病院と異なり自治体病院では自由に処遇制度を決定できないことが多く、減点しなければならない状況でも加点部分を増やし、減点部分を極力減らす対応が必要だと考えられます。

(10)　医師人事評価制度結果の処遇への反映方法（複数回答可）

　医師人事評価制度結果の処遇への反映方法についてみると、回答の得られた71病院中、「賞与（勤勉手当）に反映している」43病院（60.6％）、「昇給に反映している」17病院（23.9％）、「評価結果を処遇へ反映していない」15病院（21.1％）、「昇進・昇格に反映している」4病院（5.6％）、「毎月の手当に反映している」1病院（1.4％）でした（図10-10）。

　全く処遇に反映されない人事評価制度は医師も無関心になるでしょう。前回のアンケート結果とほぼ同様でしたが、「昇進・昇格に反映している」割合が大きく減少しています。医師人事評価制度の結果を昇進・昇格に反映してしまうと、最終的には退職金にまで影響を及ぼす可能性があることから、一時金的な取り扱いが賢明と考えられます。さらに、一時金としての支給のほうが、その年の貢献度を結果として反映できるものと考えられます。

(11)　医師人事評価制度の給与に反映する場合の原資の確保

　医師人事評価制度の給与に反映させる原資の確保方法についてみると、回答の得られた68病院中、「従前からの人件費予算の範囲を超えない」29病院（42.6％）、「給与へは反映しない」15病院（22.1％）、「新たな予算枠を設ける」11病院（16.2％）、「医業利益などの増加に合わせる」9病院（13.2％）でした（図10-11）。

　前回の調査と比較すると、「新たな予算枠を設ける」の割合が大きく増加し、「従前からの人件費予算の範囲を超えない」の割合が減少しているのが大きな特徴であり、医師人事評価

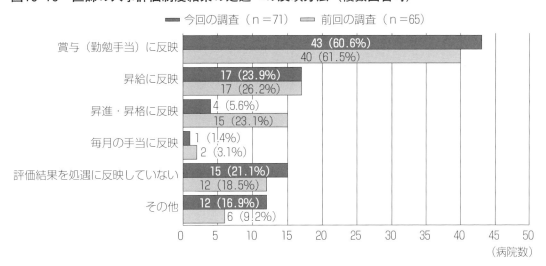

図10-10　医師の人事評価制度結果の処遇への反映方法（複数回答可）

■ 今回の調査（n＝71）　■ 前回の調査（n＝65）

- 賞与（勤勉手当）に反映　43（60.6%）／40（61.5%）
- 昇給に反映　17（23.9%）／17（26.2%）
- 昇進・昇格に反映　4（5.6%）／15（23.1%）
- 毎月の手当に反映　1（1.4%）／2（3.1%）
- 評価結果を処遇に反映していない　15（21.1%）／12（18.5%）
- その他　12（16.9%）／6（9.2%）

（病院数）

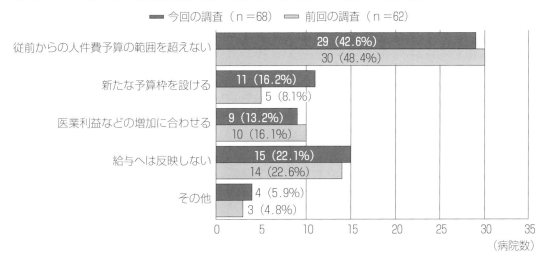

図10-11　医師の人事評価制度の結果を給与に反映させる原資の確保方法

■ 今回の調査（n＝68）　■ 前回の調査（n＝62）

- 従前からの人件費予算の範囲を超えない　29（42.6%）／30（48.4%）
- 新たな予算枠を設ける　11（16.2%）／5（8.1%）
- 医業利益などの増加に合わせる　9（13.2%）／10（16.1%）
- 給与へは反映しない　15（22.1%）／14（22.6%）
- その他　4（5.9%）／3（4.8%）

（病院数）

制度を効率よく運用するためのポイントは、「新たな予算枠を設定すること」のように思われます。医師の病院経営に対する貢献度は医業収益に直接影響を及ぼすため、減点方式で原資を調整する方法よりも、別予算で加点処遇を検討することが必要だと考えられます。

（12）医師人事評価制度構築時の第三者機関の活用

　医師人事評価制度構築時の第三者機関活用について、回答の得られた67病院中、「第三者機関を活用した」24病院（35.8%）、「セミナー等で情報収集をして内部で構築した」20病院（29.9%）で（図10-12）、前回調査と比較して第三者機関の活用割合が大幅に増加しています。特に「医師の人事評価制度の導入により効果のみられた」20病院中、第三者機関を活用

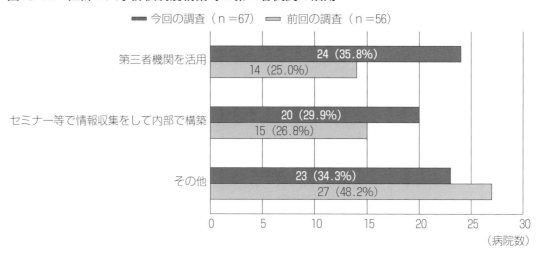

図10-12　医師の人事評価制度構築時の第三者機関の活用

■ 今回の調査（n＝67）　□ 前回の調査（n＝56）

第三者機関を活用
24（35.8%）
14（25.0%）

セミナー等で情報収集をして内部で構築
20（29.9%）
15（26.8%）

その他
23（34.3%）
27（48.2%）

（病院数）

した病院が17病院（85.0%）であったことは意義のあることと思われました。

　やはりどの病院もはじめての取り組みであり、軌道に乗るまでは病院人事評価制度の構築・運用に経験のある第三者機関の力を借りることも成功への近道のように感じます。しかしながら、第三者機関を活用するには経費も必要で、病院での人事評価制度の構築・運用に実績のある第三者機関を慎重に選択することがポイントだと思われます。

（13）医師人事評価制度と病院の経営状況

　医師人事評価制度を導入している69病院中、2016年度地方公営企業年鑑でみて医業収支率が100％以上の病院は18病院（26.1%）にすぎず、51病院（73.9%）は100％未満であり（図10-13）、医師人事評価制度の導入で経営が改善されるわけではないことが明白となりました。すなわち、医師人事評価制度を導入することで病院経営が改善するのではなく、医師の意識改革とチーム医療により病院の経営を改善させ、それに対する貢献度を評価するのが人事評価制度であると考えられます。

　いまや病院といえども特殊な職場という考え方は通用せず、一般企業と同じように考えていかなければなりません。今後、医学部を卒業した学生が病院を選択する場合に病院の規模や存在する地域性、手術・検査数のみならず、個々の働きを正しく評価してくれる人事評価制度を導入しているかどうかが基準になっていかなければならないと考えています。働く医師と働かない医師を同等に扱うことは、今後優秀な医師を獲得することが困難となっていくでしょう。医師の途中開業、転職を阻止するためにも、適切な医師の人事評価は不可欠な制度になっていくものと感じています。

図10-13　医師人事評価制度導入病院の医業収支率
　　　　 （医業収支率は2016年度地方公営企業年鑑より）

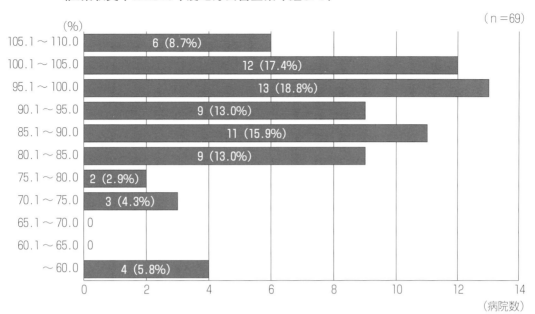

（ｎ＝69）

(%)	病院数
105.1〜110.0	6 (8.7%)
100.1〜105.0	12 (17.4%)
95.1〜100.0	13 (18.8%)
90.1〜95.0	9 (13.0%)
85.1〜90.0	11 (15.9%)
80.1〜85.0	9 (13.0%)
75.1〜80.0	2 (2.9%)
70.1〜75.0	3 (4.3%)
65.1〜70.0	0
60.1〜65.0	0
〜60.0	4 (5.8%)

2 病院における原価計算導入の現状
〜第１回「原価計算アンケート調査」報告〜

　多くの病院が医業収益に対しては比較的敏感ですが、医業支出、コスト意識については一般に関心が低いように感じられます。病院では診療科別の医業収益の大部分が診療報酬制度によるもので毎月ある程度は把握できるものの、医業収益が多い診療科でもそれ以上の費用がかさむことがあり、必ずしも病院経営に大きく関与しているとは限りません。特に、最近の高額な抗癌剤、Ｃ型肝炎治療薬の登場により、どの病院も医業収益は年々増加しているにもかかわらず、利益率が鈍化していることは病院経営に携わる多くの職員が感じているところでしょう。

　このような現状から、病院経営層あるいは各診療科から、どの診療科が実際のところ病院経営に関与しているかに関心が高まりつつあります。診療科ごと、さらに最近ではDPCコーディングごとの原価計算結果に興味を示す病院も現れつつあります。しかしながら、その一方で「原価計算は何を意味するのか？」といった、極めて初歩的な質問を発する病院上層部が見られるのも事実です。

　病院では各診療科の医業収益がすべて病院の利益につながるわけではなく、医業収益を得るためには人件費、委託費、材料費、光熱費、建物の維持管理費、医療機器購入費、減価償却費などのコストが必要となります。病院における原価計算とは、入院・外来患者に対して

医業収益と医業費用を計算し、本質的な利益を計算する手法です。しかしながら、病院経営に関与する人々は原価計算の重要性を認識していながら、診療科別、DPC コーディング別の原価計算を実施してもその結果を実践に活用している病院は少ないように思われます。そこで今回、私が何らかの形で関与してきた病院を対象に、原価計算に対するアンケート調査を実施したのでその結果を報告します。

原価計算アンケート対象病院と実施方法

　私がこれまで8年間、MDV 社とともに北海道から沖縄県まで全国各地で実施してきた「病院経営戦略セミナー」参加病院、私が代表世話人となって運営している愛知・岐阜・三重自治体病院 DPC 勉強会（通称、ToCoM）参加病院の比較的病院経営に関心のある合計365病院を対象に、松阪市民病院総合企画室より2018年12月27日にアンケート用紙を郵送し、返送されたアンケート用紙を分析しました。

原価計算アンケート回収率

　原価計算アンケート用紙を送付した365病院中、回答していただいた病院は190病院で、回収率は52.1％と非常に高いものでした。これを病院規模別に見ると、大規模病院（病床数500床以上）では80病院中44病院（55.0％）、中規模病院（200床以上～499床以下）219病院中113病院（51.6％）、小規模病院（199床以下）66病院中33病院（50.0％）でした。さらに病院の開設母体別に見てみると、大学病院9病院中4病院（44.4％）、公立病院142病院中90病院（63.4％）、公的病院（日本赤十字社、厚生連、済生会）94病院中46病院（48.9％）、民間病院120病院中50病院（41.7％）でした。公立病院からの回収率が高かったのは、これまでの各病院での講演会活動などのご縁が大きく影響していることがうかがわれました。

原価計算アンケート結果
（1）原価計算導入状況

　回答病院190病院中、原価計算を導入している病院は75病院（39.5％）でした。これを病院規模別にみると、大規模病院44病院中16病院（36.4％）、中規模病院113病院中46病院（40.7％）、小規模病院33病院中13病院（39.4％）で、病院の規模と原価計算導入率にはあまり関係があるようには思えませんでした（図10-14）。さらに開設母体別にみると、大学病院4病院中4病院（100％）、公立病院90病院中30病院（33.3％）、公的病院46病院中17病院（37.0％）、民間病院50病院中24病院（48.0％）で、開設母体による原価計算導入状況の違いが明白で、民間病院での取り組みが進んでおり、公立病院が最も出遅れているように思われました（図10-15）。

図10-14　病院の病床規模別の原価計算導入状況

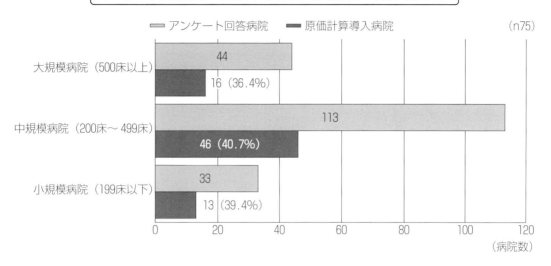

アンケート回答病院190病院中、原価計算導入病院は75病院（39.5％）

凡例：アンケート回答病院　原価計算導入病院　（n75）

- 大規模病院（500床以上）：44　16（36.4％）
- 中規模病院（200床～499床）：113　46（40.7％）
- 小規模病院（199床以下）：33　13（39.4％）

（病院数）

図10-15　病院開設母体別の原価計算導入状況

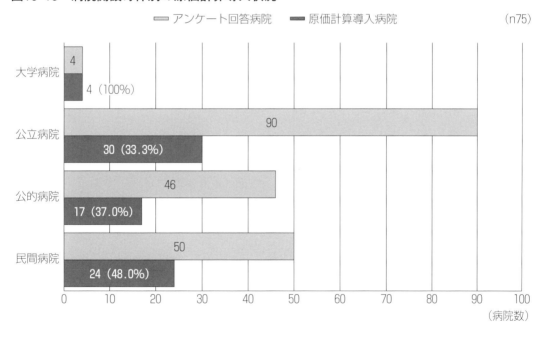

凡例：アンケート回答病院　原価計算導入病院　（n75）

- 大学病院：4　4（100％）
- 公立病院：90　30（33.3％）
- 公的病院：46　17（37.0％）
- 民間病院：50　24（48.0％）

（病院数）

（2）原価計算を行っていない理由（複数回答可）

　原価計算を導入していない115病院に対して、原価計算を行っていない理由を尋ねた質問では、「人手不足のため」60病院（52.2％）、「原価計算に必要なデータが揃わないため」53病院（46.1％）、「知識がないため」31病院（27.0％）、「院内にて反発があるため」13病院（11.3％）、「経常黒字で必要がないため」6病院（5.2％）、「その他」41病院（35.7％）でした（図10-16）。

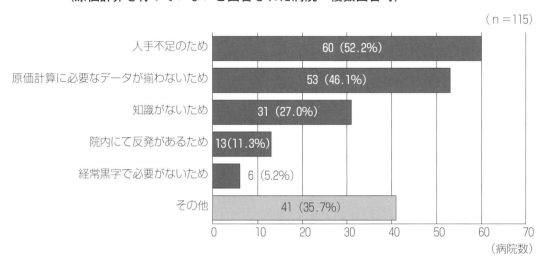

図10-16　原価計算を行っていない理由
（原価計算を行っていないと回答された病院：複数回答可）

（n＝115）

人手不足のため	60（52.2％）
原価計算に必要なデータが揃わないため	53（46.1％）
知識がないため	31（27.0％）
院内にて反発があるため	13（11.3％）
経常黒字で必要がないため	6（5.2％）
その他	41（35.7％）

（病院数）

　これらはいずれも原価計算を行っていない根本的な理由とは思えないものばかりであり、特に現在、病院経営が黒字であるから必要がないというのには少し驚かされます。現在の医療情勢を正しく認識すれば、今後の病院経営には原価計算が不可欠であり、そのための対応策を検討する必要があるように感じられます。

（3）今後、原価計算を導入する予定について（複数回答可）

　原価計算を導入していない115病院に対する今後の予定についての質問では、「手間がかからないならやってみたい」45病院（39.1％）、「効果があるならやってみたい」42病院（36.5％）、「配賦ルール、院内展開方法などのアドバイスがあればやってみたい」36病院（31.3％）、「その他」25病院（21.7％）、「行う予定がない」31病院（27.0％）でした（図10-17）。

　原価計算を導入したくてもやり方、効果的な運用方法がわからないから導入していないという病院が多いことが明白となり、今後、病院における原価計算を普及させていくための課題であるように感じます。

（4）原価計算分析の方法

　原価計算を導入している病院において、その分析方法を尋ねた質問では、回答があった77病院中、「原価計算分析ソフトを利用している病院」57病院（74.0％）、「Excel、Access を利用した手計算の病院」18病院（23.4％）、「病院独自で開発したツールを利用の病院」2病院（2.6％）でした。

　さらに、原価計算分析ソフトを利用している57病院に対して具体的なツールを尋ねたとこ

図10-17　今後、原価計算を行う予定について
　　　　　（原価計算を導入していない115病院に対して、複数回答可）

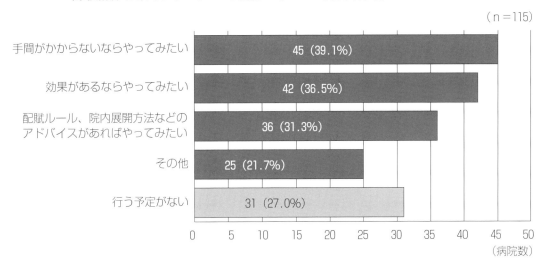

（n＝115）

- 手間がかからないならやってみたい　45（39.1%）
- 効果があるならやってみたい　42（36.5%）
- 配賦ルール、院内展開方法などのアドバイスがあればやってみたい　36（31.3%）
- その他　25（21.7%）
- 行う予定がない　31（27.0%）

（病院数）

図10-18　原価計算分析の方法

■原価計算分析のソフト　　Excel, Access等による手計算
■病院独自開発のツール

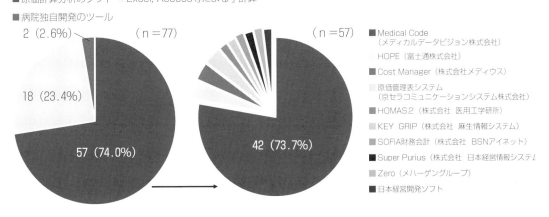

2（2.6%）　（n＝77）
18（23.4%）
57（74.0%）

（n＝57）
42（73.7%）

- ■Medical Code（メディカルデータビジョン株式会社）
- 　HOPE（富士通株式会社）
- ■Cost Manager（株式会社メディウス）
- 　原価管理表システム（京セラコミュニケーションシステム株式会社）
- ■HOMAS2（株式会社 医用工学研所）
- ■KEY GRIP（株式会社 麻生情報システム）
- ■SOFIA財務会計（株式会社 BSNアイネット）
- ■Super Purius（株式会社 日本経営情報システム）
- ■Zero（メハーゲングループ）
- ■日本経営開発ソフト

ろ、「Medical Code」（MDV 社）42病院（73.7%）、「HOPE」（富士通株式会社） 2病院（3.5%）、「Cost Manager」（株式会社メディウス） 2病院（3.5%）、「原価管理表システム」（京セラコミュニケーションシステム株式会社） 2病院（3.5%）、その他 9 病院（15.8%）でした（図10-18）。共通の分析ソフトであれば、問題となることが多い按分率も共通のため各診療科の医師も納得され、全国の各病院とのベンチマーク分析が可能となり有効と思われます。

（5）原価計算運用年数

　原価計算の運用年数に対する質問では、「 1 年未満」10病院（13.3%）、「 1 年以上〜 3 年未満」23病院（30.7%）、「 3 年以上〜 5 年未満」14病院（18.7%）、「 5 年以上」28病院

図10-19　原価計算の運用年数

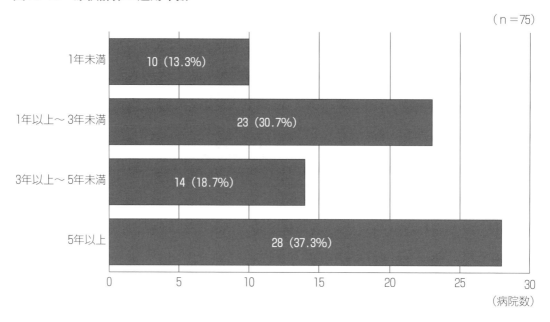

（n＝75）

（病院数）

（37.3％）で（図10-19）、特に原価計算運用年数が5年以上の病院は、規模的には中規模病院で18病院（64.3％）、開設母体別にみると民間病院で13病院（46.4％）であり、民間病院では早くから原価計算の重要性を認識して取り組んでいることが明白となりました。

（6）原価計算の目的（複数回答可）

　原価計算を導入している病院に対して原価計算の目的を訪ねた質問では、「業績評価のため（院長ヒアリングなど）」48病院（64.0％）、「経営の意思決定のため（病棟再編、高額医療機器購入など）」28病院（37.3％）、「職員の経営意識醸成のため」28病院（37.3％）、「事業計画、予算編成策定のため」24病院（32.0％）、「業務プロセス改善のため（パス設定、病床管理など）」14病院（18.7％）、「その他」14病院（18.7％）、「目的が定まっていない」5病院（6.7％）でした（図10-20）。

　目的を明確にしておくことは新しい取り組みをする場合の基本であり、目的が定まっていないのに原価計算を導入することは、通常あり得ないように思われます。

（7）院内の運用体制、構築・分析に係る部署（複数回答可）

　院内の原価計算の運用体制、構築・分析に係る部署についての質問では、事務系についてみると、「経営企画系」45病院（60.0％）、「経理系」36病院（48.0％）、「医事系」26病院（34.7％）、「人事系」15病院（20.0％）、「用度系」14病院（18.7％）、「システム系」13病院（17.3％）、「総務系」7病院（9.3％）、「その他」4病院（5.3％）で、経営企画部門の関与が大きいことが明らかになりました（図10-21）。

図10-20　原価計算の目的（複数回答可）

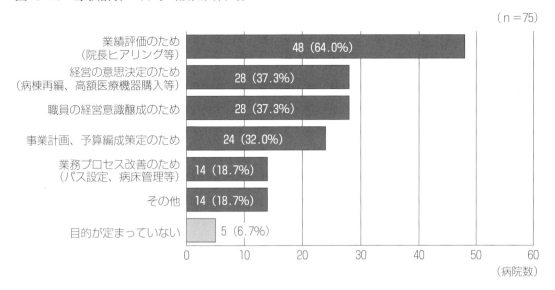

(n＝75)

- 業績評価のため（院長ヒアリング等）: 48 (64.0%)
- 経営の意思決定のため（病棟再編、高額医療機器購入等）: 28 (37.3%)
- 職員の経営意識醸成のため: 28 (37.3%)
- 事業計画、予算編成策定のため: 24 (32.0%)
- 業務プロセス改善のため（パス設定、病床管理等）: 14 (18.7%)
- その他: 14 (18.7%)
- 目的が定まっていない: 5 (6.7%)

（病院数）

図10-21　院内の運用体制、構築・分析に係る事務系部署（複数回答可）

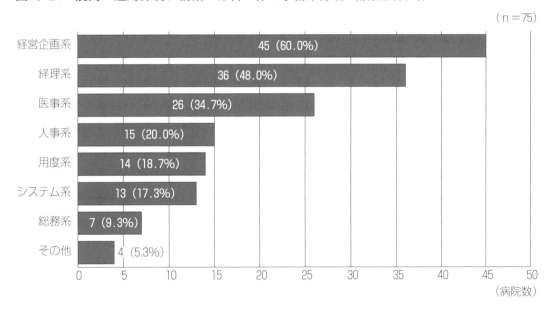

(n＝75)

- 経営企画系: 45 (60.0%)
- 経理系: 36 (48.0%)
- 医事系: 26 (34.7%)
- 人事系: 15 (20.0%)
- 用度系: 14 (18.7%)
- システム系: 13 (17.3%)
- 総務系: 7 (9.3%)
- その他: 4 (5.3%)

（病院数）

　さらにこれらに関与する職種については、「事務系」71病院（94.7％）、「診療情報管理士」20病院（26.7％）、「医師」3病院（4.0％）、「看護師」2病院（2.7％）、「コメディカル」2病院（2.7％）でした。実務的なことは事務系職員に任せるとしても、今後は原価計算に対して経営に興味を示す医師がもう少し関わる必要があるように思われます。

（8）原価計算の構築頻度

　原価計算の構築頻度に対する質問では、「毎月」38病院（50.7％）、「四半期に一度」9病

図10-22　原価計算の構築頻度

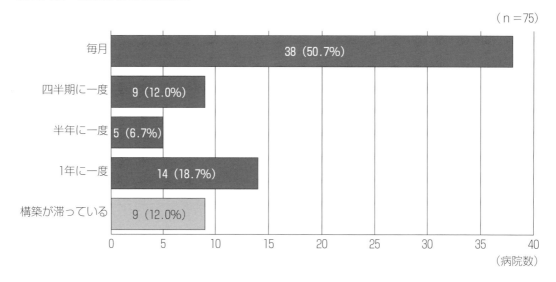

(n＝75)

	病院数
毎月	38 (50.7%)
四半期に一度	9 (12.0%)
半年に一度	5 (6.7%)
1年に一度	14 (18.7%)
構築が滞っている	9 (12.0%)

院（12.0％）、「半年に一度」5病院（6.7％）、「1年に一度」14病院（18.7％）、「構築が滞っている」9病院（12.0％）という結果でした（図10-22）。

　実際問題として毎月実施する必要があるのかどうか疑問であり、年度途中に大幅な薬価改正でもない限り、半年ないし1年に1回でも十分なように思われます。

（9）原価計算による分析内容（複数回答可）

　原価計算による分析内容についての質問では、「診療科別分析」66病院（88.0％）、「DPC別分析、症例別分析」22病院（29.3％）、「部門別分析」20病院（26.7％）、「病棟別分析」9病院（12.0％）、「医師別分析」4病院（5.3％）、「その他」3病院（4.0％）、「分析していない」7病院（9.3％）でした（図10-23）。

　診療科別分析、部門別分析はこれまでの原価計算でよく取り上げられてきていますが、診療科によってはどんなに頑張っても、診療科の性格上、黒字にならない診療科もあるので、医師のモチベーションが低下しないように十分に考慮する必要があります。

　今回、原価計算を導入している病院はすべてDPCを導入している急性期医療を担っている病院であり、DPC別分析が最も重要な点と思われます。同じ原価計算分析ソフトを利用している病院と比較すれば、どこに自院の問題点があるのかが明白になり、経営改善の足がかりになります。原価計算を自院で経年的に見ることも必要ですが、短期間で有効な経営改善につなげるためには、DPC別に他の病院と比較・検討することが最も効果的であると実感しています。

図10-23　原価計算による分析内容（複数回答可）

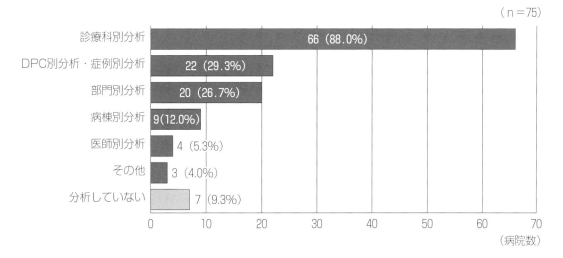

(n＝75)

(10) 原価計算結果を院内展開する頻度

　原価計算の結果を院内展開する頻度については、「毎月」15病院（20.0％）、「四半期に一度」10病院（13.3％）、「半年に一度」5病院（6.7％）、「1年に一度」14病院（18.7％）、「院内展開していない」31病院（41.3％）でした（図10-24）。

　毎月、院内展開する必要性があるかどうかは疑問ですが、何ら院内展開していないのは、それ以上に問題があるように思われます。院内展開する対象を考慮して対応し、自院のデータを有効活用して経営改善につなげていくことが重要です。

図10-24　原価計算結果を院内展開する頻度

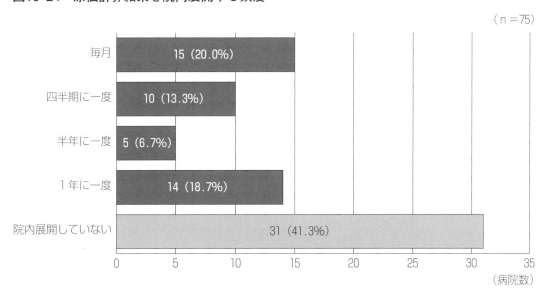

(n＝75)

(11) 原価計算結果を院内展開する方法 (複数回答可)

　原価計算の結果を院内展開する方法については、「経営層のみでの会議」34病院 (45.3%)、「院長ヒアリング」17病院 (22.7%)、「診療部長へ個別に」14病院 (18.7%)、「診療部長以上での会議」9病院 (12.0%)、「課長以上の会議」5病院 (6.7%)、「パス委員会」4病院 (5.3%)、「医師個人に個別に」3病院 (4.0%)、「全医師対象の会議」2病院 (2.7%)、「その他」10病院 (13.3%)、「展開していない」17病院 (22.7%) でした (図10-25)。

　経営層での会議、院長ヒアリングで活用するのが妥当な展開法と考えています。事務方を中心に時間と労力をかけて得られた結果も、院内での展開方法によっては逆効果を招くことがあるため十分に注意が必要です。

(12) 原価計算を導入したことによる効果 (複数回答可)

　原価計算を導入したことによる効果については、「職員の経営意識の向上」20病院 (26.7%)、「収益の向上」9病院 (12.0%)、「費用の抑制、コントロール」9病院 (12.0%)、「生産性の向上」5病院 (6.7%)、「平均在院日数の短縮」3病院 (4.0%)、「病床稼働率の向上」1病院 (1.3%)、「職員のモチベーション向上」1病院 (1.3%)、「その他」11病院 (14.7%)、「まだ効果が出ていない」42病院 (56.0%) という結果でした (図10-26)。

　原価計算を導入しても何ら結果が得られなければ、時間と労力のムダとなってしまいます。原価計算の結果から何らかの経営改善を達成できれば、病院上層部は関係各位に対して何らの形で敬意を表すことが必要です。

図10-25　原価計算結果を院内展開する方法 (複数回答可)

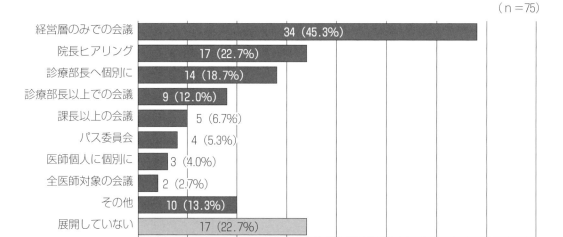

(n = 75)

(病院数)

図10-26　原価計算を導入したことによる効果（複数回答可）

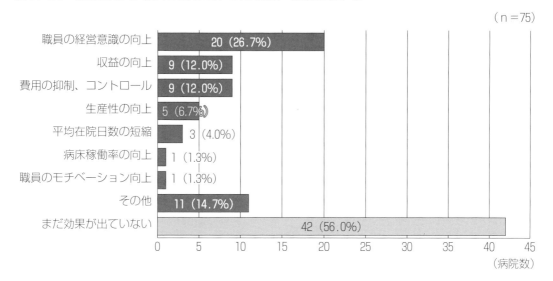

（n＝75）

（11）原価計算に対する現状の悩みや課題（複数回答可）

　最後に、原価計算に対する現状の悩みや課題についての質問では、「分析結果を具体的な改善策につなげていない」38病院（50.7％）、「配賦ルールを見直したい、配賦制度に不安がある」28病院（37.3％）、「毎月のデータ加工・集計に時間がかかる」26病院（34.7％）、「忙しい、マンパワー不足」21病院（28.0％）、「院内への展開方法がわからない、決まっていない」20病院（26.7％）、「院内でデータ収集、構築体制が整っていない」11病院（14.7％）、「財務や医事に関する知識がない」10病院（13.3％）、「どう分析してよいかわからない、課題に応じた分析ができていない」9病院（12.0％）、「構築用の詳細なデータがない、揃わない」6病院（8.0％）、「展開時に院内調整がうまくいかない」4病院（5.3％）、「院内で分析結果を展開する機会がない」1病院（1.3％）、「その他」14病院（18.7％）でした（図10-27）。

　どの病院でも原価計算は比較的新しい取り組みであり、担当者も専門的に扱った経験が少ないことも大きく関係していると考えられます。すでに原価計算を導入・実践し、有効な結果を示している病院との情報交換が効率のよい対応策でしょう。

　今回、病院における原価計算導入状況についてのアンケート調査を実施してみて、いろいろな問題点を明らかにすることができました。すなわち、原価計算がまだまだ普及していないこと、およびその理由も明確になりました。近年の厳しい医療状況を乗り切っていくには、どの病院も原価計算を導入し実施するとともに原価計算の重要性・必要性を認識し、普及させていくことが望まれます。

　全国の各病院にて講演会を開催して気づくことは、どの病院も経営改善の必要性は認識し

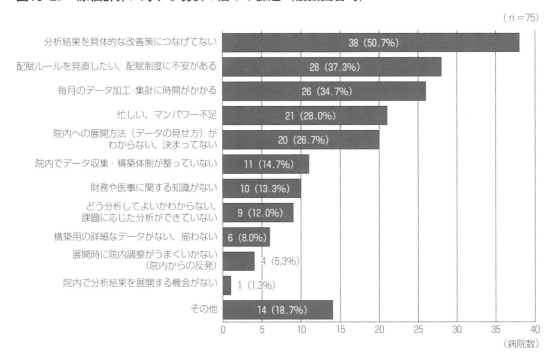

図10-27　原価計算に対する現状の悩みや課題（複数回答可）

（n＝75）

項目	病院数
分析結果を具体的な改善策につなげてない	38（50.7%）
配賦ルールを見直したい、配賦制度に不安がある	28（37.3%）
毎月のデータ加工・集計に時間がかかる	26（34.7%）
忙しい、マンパワー不足	21（28.0%）
院内への展開方法（データの見せ方）がわからない、決まってない	20（26.7%）
院内でデータ収集・構築体制が整っていない	11（14.7%）
財務や医事に関する知識がない	10（13.3%）
どう分析してよいかわからない、課題に応じた分析ができていない	9（12.0%）
構築用の詳細なデータがない、揃わない	6（8.0%）
展開時に院内調整がうまくいかない（院内からの反発）	4（5.3%）
院内で分析結果を展開する機会がない	1（1.3%）
その他	14（18.7%）

（病院数）

ているものの、実際には基本的な取り組みがなされていないことです。すなわち、自院の職員の病院経営に対する勉強不足、努力不足を棚に上げて、経営不振の原因は医師不足と診療報酬制度にあると考えている点です。

　松阪市民病院での経験から、経営不振の原因は単に医師不足でも診療報酬制度でもなく、各病院職員の意識改革がなされておらず、いまだに昭和の時代のままで病院運営を実施していることにあると自信を持って言えます。全職員の意識改革とチーム医療を実践すれば、医業収益は相当増額できると思います。

　実際に、松阪市民病院では11年前に比して医業収益は206％になっていますが、医業支出も増加しています。しかしながら、全職員の努力により11年連続で黒字です。今後のことを考慮してさらなる経営改善を行っていくためには、多くの病院が利用している共通の原価計算分析ソフト（「Medical Code」）を活用し、情報交換を行えば、時間と労力を無駄にせずに経営改善のヒントがどこにあるのか、明確にすることができるでしょう。今後、第2回の原価計算のアンケート調査を実施していきたいと考えています。

ちょっと一息、コーヒーブレイク⑰

アンケート調査を実施する際のポイント

　当院ではこれまでいろいろ実施してきた取り組みに対して、必ずアンケート調査を実施しています。これまで実施してきた「公立病院医師人事評価制度」は第3回になり、2021年春には第4回を実施する予定です。このほか、「第1回　病院原価計算アンケート」（2021年2月に第2回を実施予定）、「病院経営戦略セミナーアンケート」、「落ち穂拾い作戦はやわかり講座アンケート」があります。

　回収率によりデータの信憑性が大きく変わりますので、意識しています。回収率が低ければ、そのアンケート結果は使用しないというくらいの気持ちが必要です。内閣府が2018年度に実施した「企業活動に関するアンケート調査」の回収率は39.5％と報告されており、内閣府が実施しても40％を超えることは難しいことがわかります。

　ちなみに、当院で実施した「医師人事評価制度アンケート調査」の回収率は第1回49.8％、第2回60.3％、第3回71.0％でした。一般にはアンケートの回収率は10〜40％といわれていますが、これより高い回収率をどうすれば得られるか、毎回苦労しています。ポイントとして次のような点を考慮し、実施する際の参考にしています。

①医療関係のアンケート調査を郵送法で実施する場合、人事異動の3月〜4月は極力避ける。担当者が異動になり、アンケート調査用紙がどこにあるかわからなくなったケースがよくあった。

②診療報酬改定の年は避けたほうが無難だと感じている。

③郵送法で実施する場合、返信用の封筒に番号を付け、送り主が記載されていなくても事務局の台帳でわかるようにしておく。

④答えにくい設問は極力控える。

⑤設問が多すぎて、回答に長時間を要するものは避ける。

⑥設問の目的、意義を明確にする。

⑦アンケート調査結果を報告する場合、単なる数値だけのものでは味気ないので、何らかの医療系の雑誌に概要を文章にまとめて投稿し、協力していただいた病院に報告書と雑誌の別冊をお送りする。

　以上を意識して調査を行うことで、回収率も高くなり、信用される資料となります。アンケート調査を実施する場合の参考にしてください。

ちょっと一息、コーヒーブレイク⑱

東海自治体病院DPC勉強会（通称、ToCoM）の活動

　急性期医療を担う病院でDPCが導入され、他の病院との比較できる環境にあるにもかかわらず、同じ組織形態である自治体病院間でも情報交換が十分にできておらず、かといって、独自で病院経営をしているわけでもありませんでした。そこでそれぞれの病院のデータを持ち寄り、情報の共有とこれを分析する人材育成を図る目的で、2009年6月に発足したのが「東海自治体病院DPC勉強会（Tokai Consortium Municipal Hospital, 略称 ToCoM）」です（代表世話人：世古口　務）。

　当初の参加条件は、①DPC対象病院、もしくはDPC準備病院、②愛知県、岐阜県、三重県の東海3県に所在する自治体病院でした。年間3回（7月、11月、3月）、毎回テーマを決めて勉強会を開催し、参加病院間のベンチマーク分析結果の報告（当初より参加病院のデータ分析はグローバルヘルスコンサルティング社の協力によります）を受けていました。また、2年ごとの診療報酬改定前3月の勉強会では、改定のポイントをグローバルヘルスコンサルティング社とASK梓診療報酬研究所の中林　梓氏から解説をしてもらっています（残念ながら、2020年の3回目の勉強会は新型コロナウイルス感染の影響で中止に！）。これまで31回開催しており、最近では愛知県、岐阜県、三重県の自治体病院だけでなく、静岡県、神奈川県、長野県、滋賀県などからも参加希望があればその都度参加してもらっています。相当レベルの高い勉強会であることが伝わってきたことの表れであり、うれしい限りです。

　ToCoMを真似て、北海道、大阪府、沖縄県でも同様の勉強会が発足したと聞いていますが、個々の参加病院の取り組み方と重要性の認識が成功するかどうかのカギを握ると思います。

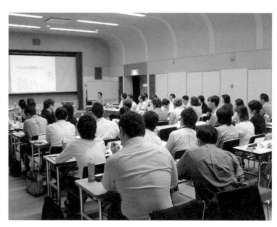

おわりに

　全国各地での主な講演会は2019年秋で300回を達成し、この度、講演会でお話ししている内容を中心に1冊にまとめました。新型コロナウイルス感染の影響で、現在は各地の病院に出向いての講演会、研修会を自粛していますが、代わって「Zoom」を利用した講演会、研修会が増えています。本年の春まで全然知識のなかった私も「Zoom」に関する本を入手し、時代の流れに遅れを取らないように対応することになりました。おかげで講演会、研修会での時間、経費が有効に使われるようになり、新しい時代の到来を感じています。新型コロナウイルスの流行が生んだプラスの効果ではないでしょうか。

　どこの病院でも、新型コロナウイルス感染は経営に非常に大きな影響を及ぼしています。しかしながら、安易な病院通院の問題、常日頃からの危機管理の重要性の認識、病院統廃合問題などを含めた地域医療構想など、これまで問題が提起されてもなかなか具体的な対応策が講じられてこなかったことが一気に現実味を帯びてきたように感じています。

　このように、病院を取り巻く環境は非常に厳しくなっています。わが国の財政状況は国際的にも、歴史的にも最悪の状況であったところに本年は新型コロナウイルス感染が加わり、1年前には想像すらできなかった状況に陥っています。毎回、講演会でお話ししているように、病院経営不振の原因は単に医師不足と診療報酬制度によるものでなく、自然災害も大きいことが明白です。このことを全職員が理解すれば改善も可能だと思います。

　京セラ名誉会長 稲盛和夫氏の名言のひとつに、「謙虚にして驕らず、さらに努力を！」があります。日々努力し、改善しつつ、継続していくことこそが経営改善の基本であることが松阪市民病院に勤務してよくわかりました。いくら優秀な理事長、院長であっても1人では大きな成果は上げられませんが、全職員の力を結集すれば、非常に大きな力になることがわかりました。本書が経営的に苦戦している病院に勤務している職員の皆様方に、少しでもお役に立てれば大きな喜びです。

　本書の出版に際し、いろいろな資料の提供をいただきました MDV 社の芦ケ原克治様、牟田憲一様、山本理美様、永井英夫様に心より御礼申し上げます。

　これまでの拙著同様、いろいろご協力いただきましたライターの橋口佐紀子様には、お忙しいところ最後までお付き合いいただき、本当にありがとうございました。

　そして最後に、日頃より講演会でのいろいろな資料作成をお願いし、病院機能向上委員会、落ち穂拾い作戦はやわかり講座、病院経営戦略セミナー、新人職員 DPC 研修会、

ToCoM 活動等で協力いただいています当院医事課 里見ゆか様、医療統計室 根来信吾様に
この場を借りまして心より御礼申し上げます。

総合企画室　　世古口　務

著者略歴

世古口　務（せこぐち　つとむ）

昭和22年8月26日	三重県伊勢市生まれ
昭和47年3月	三重県立大学医学部卒業
昭和47年5月～昭和49年6月30日	市立伊勢総合病院　研修医
昭和49年7月1日～昭和61年3月31日	三重大学医学部付属病院勤務、医局長、兼講師
昭和61年4月1日～平成6年3月31日	市立伊勢総合病院　外科医長
平成6年4月1日～平成9年3月31日	市立伊勢総合病院　副院長
平成9年4月1日～平成16年3月31日	市立伊勢総合病院　院長（49歳）
平成16年4月1日	伊勢市病院事業管理者　兼院長
平成18年11月30日	市町村合併のため退職
平成18年12月27日	伊勢市病院事業管理者　兼院長
平成20年3月31日	同　退職（任期途中）
平成20年4月1日	松阪市民病院　診療部経営担当
平成21年6月	東海コンソーシアム代表世話人
平成22年4月1日	松阪市民病院　総合企画室　副室長
令和4年4月1日	メディカル・データ・ビジョン　顧問
令和5年4月1日	産労総合研究所　医療経営情報研究所専任アドバイザー

【論　文】

・『医療アドミニストレーター』2010年8月号
　　赤字経営からの脱却、DPC導入を契機にした自治体病院の経営改革
　　前編：データでみるDPC導入後の成果
・『医療アドミニストレーター』2010年9月号
　　赤字経営からの脱却、DPC導入を契機にした自治体病院の経営改革
　　後編：医師人事評価制度の導入
・『病院羅針盤』（現　病院経営羅針盤）2021年6月1日号
　　　病院における原価計算の現状
・『病院経営羅針盤』2023年4月～
　　（連載）よく聞く医療経営用語　はやわかり講座
・「松阪市民病院年報」
　　DPC導入後、2年間を振り返って
・『全国自治体病院協議会雑誌』
　　DPC導入を契機にした自治体病院の経営改善
　　　―全職員の意識改革による赤字体質からの脱却―
　　自治体病院における医師人事評価制度の導入について
　　自治体病院における看護師確保対策について
　　　―特に看護師人事評価制度の導入―
　　自治体病院における「総合企画室」の設置とその活動状況について
　　東海自治体病院DPC勉強会、東海コンソーシアム（ToCoM）の設立とその活動状況について
　　DPC／PDPS導入を契機にした栄養管理室の意識改革

意識改革とチーム医療による病院経営改善

2021年 2 月28日　第 1 版第 1 刷発行
2023年 8 月 4 日　第 1 版第 2 刷発行

著　者　世古口　　　務

発行者　平　　盛　之

発 行 所　　㈱産労総合研究所
出版部　経営書院

〒100-0014　東京都千代田区永田町 1 -11- 1 　三宅坂ビル
電話　03（5860）9799
https://www.e-sanro.net

印刷・製本　藤原印刷株式会社
ISBN978-4-86326-310-9